Saumya Bhatia

Deteção de dor

Saumya Bhatia

Deteção de dor

ScienciaScripts

Imprint
Any brand names and product names mentioned in this book are subject to trademark, brand or patent protection and are trademarks or registered trademarks of their respective holders. The use of brand names, product names, common names, trade names, product descriptions etc. even without a particular marking in this work is in no way to be construed to mean that such names may be regarded as unrestricted in respect of trademark and brand protection legislation and could thus be used by anyone.

Cover image: www.ingimage.com

This book is a translation from the original published under ISBN 978-3-659-87658-5.

Publisher:
Sciencia Scripts
is a trademark of
Dodo Books Indian Ocean Ltd. and OmniScriptum S.R.L publishing group

120 High Road, East Finchley, London, N2 9ED, United Kingdom
Str. Armeneasca 28/1, office 1, Chisinau MD-2012, Republic of Moldova, Europe
Managing Directors: Ieva Konstantinova, Victoria Ursu
info@omniscriptum.com

Printed at: see last page
ISBN: 978-620-8-64368-3

Índice:

DEDICAÇÃO

Esta dissertação é carinhosamente dedicada aos meus pais, Dr. Rohit Bhatia e Dr.ª Ratna Bhatia, pelo seu apoio, encorajamento e amor constante que me têm sustentado ao longo da minha vida.

RESUMO

Objetivo: O PainDetect foi desenvolvido pela Rede de Investigação Alemã como um sistema de rastreio para a deteção de dor neuropática. Embora esteja a ser utilizado para a dor orofacial, a sua utilização não foi validada.

Métodos: Este estudo é um estudo prospetivo que foi realizado nos meses de abril a agosto de 2013 no Eastman Dental Hospital e no Royal Hospital of Integrated Medicine. 141 pacientes que frequentam a clínica de dor facial nestes hospitais foram convidados a preencher o questionário PainDetect antes de serem vistos por um clínico. Os dados de estudos anteriores realizados em 2010 e 2011 foram também adicionados a estes dados para estabelecer uma coorte de 252 pacientes. Isto foi feito para atingir o tamanho da amostra calculado para o poder deste estudo, que foi de 246 doentes. As pontuações obtidas no questionário PainDetect foram depois comparadas com o diagnóstico efectuado pelo médico, que foi considerado o padrão-ouro neste estudo.

Resultados: As pontuações totais do questionário e os diagnósticos clínicos foram estatisticamente Os resultados foram comparados utilizando o SPSS versão 19 e calculando o kappa de Cohen (*k*), que mostra a medida da concordância. O valor de Kappa foi calculado para diferentes pontuações de corte.

Com uma pontuação de corte de 12, em que < 12 significava dor neuropática improvável e > 12 significava dor neuropática possível ou provável, o valor de Kappa obtido foi de 0,152. Da mesma forma, quando foi utilizado um valor de corte de 19 para calcular o valor de Kappa, o resultado obtido foi de 0,112.

As pontuações obtidas no questionário para os doentes a quem foi diagnosticada dor neuropática foram depois comparadas com as pontuações dos doentes a quem foram diagnosticadas perturbações da articulação temporomandibular e o valor de Kappa obtido foi de 0,151.

As pontuações obtidas para os doentes com dor neuropática foram depois comparadas com as pontuações dos doentes que tinham dor dentária e o valor de Kappa obtido foi de 0,109. Todos os valores de Kappa aqui obtidos sugerem que existe um grau "ligeiro" de concordância entre as pontuações do PainDetect e o diagnóstico dado pelo médico.

Com uma pontuação de corte de 12, em que < 12 significava dor neuropática improvável e > 12 significava dor neuropática, a sensibilidade e a especificidade do questionário foram calculadas para investigar a sua capacidade de diagnóstico. Foram de 53,92% e 61,29%, respetivamente. Além disso, foram calculados o valor preditivo positivo e os valores preditivos negativos para investigar se a pontuação total do questionário pode indicar a probabilidade de o doente ter ou não um tipo neuropático de dor orofacial (OFP). Os resultados foram, respetivamente, 53,4 e 61,79.

Conclusão: Este estudo demonstrou que o questionário PainDetect **NÃO** é de grande utilidade quando aplicado à dor orofacial (DPO).

RECONHECIMENTO

Esta dissertação é o resultado da ajuda e do apoio das pessoas do Eastman Dental Hospital. Embora não seja possível mencioná-los a todos aqui, estou-lhes imensamente grato pela sua inestimável ajuda no projeto.

Antes de mais, gostaria de agradecer à minha orientadora, a Dra. Rachel Leeson, cuja orientação e ajuda em todas as fases da dissertação foram inestimáveis. Não tenho palavras para lhe agradecer, pois sem os seus conselhos e encorajamento esta dissertação não teria sido possível.

Joanna Zakrzewska, que me permitiu frequentar as suas clínicas de dor facial, tanto no Eastman Dental Hospital como no Royal Hospital of Integrated Medicine, e que também me ajudou a compreender melhor a dor orofacial com os seus vastos conhecimentos e experiência. Agradeço também ao Sr. Collin Hopper pelo seu aconselhamento especializado e ajuda na pesquisa de artigos.

Gostaria de agradecer a Abdouldaim Ukwas e Sarah Karis Tonks, que fizeram parte de estudos sobre o mesmo tema antes de mim e que muito gentilmente me emprestaram os seus dados para análise posterior. A recolha de dados foi uma parte integrante desta dissertação e só foi possível graças à ajuda e assistência das enfermeiras dos departamentos de Cirurgia Oral e Medicina Oral do Eastman Dental Hospital. Por este facto, gostaria de agradecer especialmente a Denise Pinder.

Por último, mas não menos importante, agradeço ao meu marido, Dr. Mayank Mahendra, pela sua paciência, apoio e encorajamento ao longo dos meus estudos no Eastman Dental Institute. Assumo total responsabilidade por quaisquer insuficiências que possam subsistir nesta dissertação.

CAPÍTULO 1

INTRODUÇÃO

1.1. Revisão da literatura

O corpo humano é muito complexo e foi concebido de forma a que vários sistemas e órgãos trabalhem em harmonia para o bom funcionamento de todo o organismo. No entanto, quando uma pessoa é ferida no corpo ou na mente, sente dor. Várias tentativas foram feitas por diferentes pessoas para definir a dor, mas a definição mais exacta e abrangente de dor foi dada por Merskey H. e Bogduk N. em 1994, que afirmaram que "**a dor é uma experiência sensorial e emocional desagradável associada a danos reais ou potenciais nos tecidos ou descrita em termos desses danos". **(Associação Internacional para o Estudo da Dor) Esta definição permite considerar também um aspeto psicológico da dor, em vez de uma perceção induzida unicamente devido à estimulação por um estímulo nocivo.

A dor não deve ser considerada apenas como um processo fisiopatológico, mas também como um processo com uma componente psicológica. Embora nos refiramos frequentemente à dor como uma sensação, é provavelmente melhor descrevê-la como uma experiência multidimensional ou multifatorial que engloba dimensões sensoriais, afectivas (emocionais), motivacionais e cognitivas[1].

<u>TRÊS NÍVEIS HIERÁRQUICOS DE DOR</u>

Componente sensorial-discriminativo

Processa informações sobre a força, a intensidade, a qualidade e os aspectos temporais e espaciais da dor.

Motivação - Componente afectiva

Determina a abordagem do indivíduo

Cognitivo - Componente avaliativa

Está subjacente ao comportamento aprendido do indivíduo relativamente à experiência da dor. Pode bloquear, modular ou melhorar a perceção da dor

Tabela 1- Níveis hierárquicos de dor

1.2. Tipos de dor - A dor pode ser classificada de várias formas.

Loeser e Melzack, 1999, classificaram a dor com base na duração em dor aguda, transitória e crónica.

A dor aguda é de curta duração e tem uma função protetora. É aguda, mas desaparece rapidamente. Avisa o doente de uma lesão dos tecidos. Muitas vezes, está intimamente relacionada com alterações dos tecidos somáticos, como as produzidas durante um traumatismo ou uma doença. Ocorre devido à lesão do tecido e à subsequente ativação dos receptores nociceptivos no local da lesão. Este tipo de dor é sentido nalgumas doenças, no pós-operatório e também após um traumatismo. A quantidade de dano é sempre menor do que a capacidade de cura do corpo e, embora seja dolorosa, dura apenas alguns dias ou semanas. A dor aguda mobiliza o indivíduo para uma ação de alívio. Durante este tipo de dor, observa-se uma estimulação do sistema autonómico. Algumas das respostas à dor aguda incluem: pressão arterial elevada, aumento da frequência respiratória, diaforese, palidez, aumento da frequência cardíaca, dilatação das pupilas, diminuição da motilidade gástrica e diminuição do fluxo sanguíneo para as vísceras, os rins e a pele. A resposta psicológica e comportamental à dor aguda inclui: medo, mal-estar e ansiedade.

A dor transitória é uma dor que dura alguns dias ou algumas semanas e que ocorre geralmente na sequência de uma lesão. Tal como a dor aguda, a dor transitória também tem uma função protetora, uma vez que nos obriga a repousar a parte lesionada, promovendo a recuperação. No contexto clínico, ocorre devido à dor resultante de uma punção venosa ou da injeção de um medicamento ou vacina.

A dor crónica tem uma duração muito mais longa, ou seja, meses a anos. Persiste durante muito tempo, mesmo após a resolução da lesão, pelo que não tem uma relação de causa e efeito. Em termos clínicos, a dor que dura pelo menos 3 a 6 meses é designada por crónica. Quando a dor se torna crónica, há também uma mudança nas opções de tratamento de uma abordagem local para modalidades sistémicas e centrais. A dor crónica é desencadeada por traumatismo ou doença quando a extensão da lesão - devido aos danos e cicatrizes, ao envolvimento do sistema nervoso ou à perda de uma parte do corpo - excede o potencial de cura do organismo. Exemplos de dor crónica incluem dores nas costas, nevralgia pós-herpética, nevralgia do trigémeo e dor facial crónica atípica. A dor crónica produz certas alterações comportamentais e psicológicas e estas incluem depressão, distúrbios do sono, preocupação com a dor e uma tendência para negar a dor.

Clifford J. Woolf, 2004 classificou a dor em 3 tipos - dor nociceptiva, inflamatória e patológica.

1. Dor nociceptiva - é causada pela estimulação das fibras nervosas periféricas. Estas respondem apenas quando o estímulo nocivo ultrapassa o limiar que resulta em dor. Também pode ser dividida em visceral, somática profunda e somática superficial.

2. A dor inflamatória ocorre devido a danos nos tecidos.

3. A dor patológica pode ser **neuropática** devido a uma lesão do sistema nervoso ou **disfuncional** devido a um funcionamento anormal do sistema nervoso.

A dor neuropática foi definida pela Associação Internacional para o Estudo da Dor como "**dor iniciada ou causada por uma lesão primária ou disfunção do sistema nervoso**". Atualmente, é vista não apenas como uma doença única, mas como uma síndrome: um conjunto de sinais e sintomas com várias etiologias.[2] Mecanismos como a sensibilização periférica dos nociceptores ou a sensibilização central, que se verificam na dor nociceptiva aguda, podem precipitar a dor neuropática, para além dos mecanismos após lesão nervosa. Após um evento traumático que envolva os tecidos neurais periféricos, pode observar-se hiperalgesia espontânea e evocada. Clinicamente, a dor neuropática caracteriza-se por uma dor contínua ou aguda em resposta a estímulos nocivos ou não nocivos e é comum na prática clínica classificar a dor neuropática de acordo com a etiologia subjacente à doença e a localização anatómica da lesão específica[3]. Exemplos de
A dor neuropática inclui a dor neuropática pós-traumática, as dores mantidas simpaticamente, a nevralgia do trigémeo e a nevralgia pós-herpética. As perturbações episódicas da dor neuropática incluem a nevralgia do trigémeo e a nevralgia do glossofaríngeo. Estas caracterizam-se por uma dor lancinante grave provocada pelo toque em determinados pontos de gatilho na distribuição periférica do nervo envolvido. É episódica, com remissão completa entre os episódios de dor. A dor neuropática contínua inclui a nevralgia pós-herpética, a nevralgia pós-traumática e a síndrome da boca ardente. Estas são caracterizadas por uma dor que flutua de alta a baixa e que nunca desaparece. O doente pode também descrever dormência ou comichão nas áreas envolvidas e perda de sensibilidade que pode ser detectada através de testes.

1.3. Teorias da perceção da dor-

a. Teoria da especificidade - Esta teoria foi proposta pela primeira vez por Descartes em 1664, que descreveu o sistema de perceção da dor como um canal direto da pele para o cérebro. Em suma, a teoria propunha uma relação direta entre a perceção da dor e a intensidade do estímulo nociceptivo. No entanto, as desvantagens desta teoria incluem claramente a dor induzida por estímulos não nocivos, como a dor do membro fantasma e as nevralgias.

b. Padrão (teoria da soma) - Goldshieder, em 1894, criou a teoria do padrão. Propôs que os padrões específicos de impulsos nervosos que causavam dor se deviam à soma total da entrada sensorial da pele nas células do corno dorsal. De acordo com esta teoria, todas as terminações nervosas são consideradas semelhantes e a dor é produzida por determinados receptores não específicos.

c. Teoria do controlo do portão - Melzack e **Wall** apresentaram a teoria do controlo do portão em 1965 como alternativa à teoria da especificidade, que afirma o seguinte

1. De acordo com esta teoria, a condução do impulso nervoso das fibras nervosas nociceptivas primárias para as células de segunda ordem na medula espinal faz-se através de um portão que pode estar fechado quando não se sente dor, aberto quando a dor é sentida ou parcialmente aberto, o que é normalmente o caso.
2. Este mecanismo de bloqueio é afetado pela atividade nas fibras de maior diâmetro ou de menor diâmetro, sendo que a atividade nas fibras mais pequenas tende a abrir o portão, facilitando assim a transmissão, enquanto a atividade nas fibras grandes tende a fechar o portão, bloqueando assim a

transmissão.

3. Os impulsos nervosos que descem do cérebro também influenciam este mecanismo de bloqueio.
4. Quando a saída da transmissão excede o nível crítico, ativa as áreas neurais que estão subjacentes ao complexo padrão sequencial de comportamento e experiência, que são caraterísticos da dor.

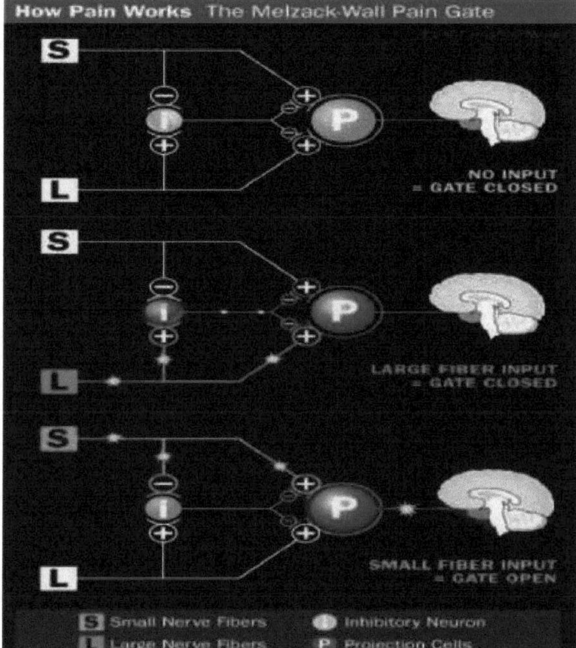

Figura 1- Teoria do controlo de portas.

(How pain works, Craig Freudenrich, Phd., 2007)

1.4. Epidemiologia da dor - A dor não só é muito comum, como também é dispendiosa de tratar e é uma das principais razões pelas quais os doentes procuram ajuda de um médico.[4] A dor causa perturbações nas actividades diárias e também no sono. Estudos demonstraram que a dor ocupa o terceiro lugar entre os problemas de saúde que afectam as pessoas em todo o mundo.[5] "Num inquérito de base populacional sobre as caraterísticas da dor neuropática em 6000 doentes tratados em clínicas familiares no Reino Unido, verificou-se que a prevalência da dor de origem neuropática era de 8%.[(6)] Verificou-se também que a taxa de incidência da dor orofacial crónica é de 38,7 em 100 000 pessoas por ano.[7]

Prevalência de várias condições de dor orofacial-

a) **Dor de dentes, dor periodontal e dor nos tecidos moles orais** - A cárie é uma das causas mais comuns de dor de dentes, pelo que a sua prevalência depende da taxa de cárie e de outros factores que afectam a ocorrência de cárie, como a dieta, o estatuto socioeconómico e os níveis de flúor na comunidade. Um estudo nacional dos EUA[8] encontrou uma prevalência geral de 12,2% entre os adultos para dor de dentes nos 6 meses anteriores, com pouca diferença nas taxas de prevalência para homens e mulheres.

b) **Dor por desordem temporomandibular** - Inclui desordens que são músculo-esqueléticas e causam dor na articulação temporomandibular com dor na musculatura associada, embora isso não seja obrigatório. É de longe a condição de dor orofacial crónica mais comum, e é semelhante à dor nas costas na sua intensidade, persistência e impacto psicológico.[9] As taxas variam entre 9 e 15% nas mulheres e entre 3 e 10% nos homens. Em quase todos os estudos, a sua incidência no sexo feminino é quase o dobro da incidência no sexo masculino. Verificou-se que a idade máxima de incidência se situa entre os 35 e os 45 anos. É raro em crianças, especialmente antes da puberdade.

c) **Dores de cabeça** - A enxaqueca é uma perturbação neurovascular da dor e é descrita como uma dor intensa que se apresenta normalmente como uma dor de cabeça unilateral nas zonas orbital e temporal. As enxaquecas ocorrem mais frequentemente no sexo feminino do que no masculino e a idade máxima de incidência situa-se entre os 35 e os 45 anos. Neste grupo etário, a prevalência média é de cerca de 20% nas mulheres e 7% nos homens.[10] As cefaleias de tensão são mais crónicas e são tipicamente descritas como uma cefaleia contínua e latejante, frequentemente simétrica e não associada a quaisquer outras caraterísticas de uma cefaleia migratória.

d) **Nevralgias** - As taxas de incidência anual de nevralgia do trigémeo de dois estudos baseiam-se em registos de casos tratados durante longos períodos de tempo em populações definidas. As taxas de incidência global são de aproximadamente 3 a 5 episódios de dor por ano por cada 100.000 pessoas. Verificou-se que a incidência aumenta com a idade[11, 12].

Um estudo recente do Reino Unido refere taxas de incidência mais elevadas para a nevralgia do trigémeo, cerca de 27 por 100 000 pessoas por ano, mostrando também um aumento com a idade e nas mulheres, mas este estudo pode incluir todos os tipos de dores neuropáticas do trigémeo[13]

e) **Outras condições de dor orofacial** - Lipton et al descobriram que menos de 1% da população dos EUA referiu uma sensação de ardor prolongada e inesperada na língua ou em qualquer outra parte da boca.[8] As taxas foram mais elevadas nas mulheres do que nos homens e a incidência foi mais elevada nas mulheres e nos idosos. O risco é também mais elevado em pessoas de ascendência asiática ou de índios americanos do que em brancos ou afro-americanos .[8]

A odontalgia atípica e **a dor facial atípica** são duas condições que estão a ser observadas com mais frequência hoje em dia e foram efectuados vários estudos para avaliar a incidência e a prevalência destas condições. A odontalgia atípica é uma condição localizada que envolve uma dor latejante num dente ou no local de extração de um dente previamente extraído, sem qualquer patologia óbvia. A dor facial atípica crónica é uma dor contínua, incómoda e profunda, na ausência de um diagnóstico definitivo da dor e de uma patologia. Estas dores afectam mais frequentemente as mulheres do que os homens e a idade média de ocorrência situa-se entre os 40 e os 55 anos de idade.

1.5. Dor orofacial

Definição - "A dor orofacial (DPO) é definida como dor com origem abaixo da linha órbito-meatal, acima do pescoço e anterior às orelhas, incluindo dor na boca."[14] Além disso, "a DPO crónica pode ser definida como dor na face, na boca ou nos maxilares que esteve presente durante um dia ou mais no último mês e que essa dor esteve presente durante três meses ou mais."[15]

A dor orofacial crónica (DCF) também pode ser definida pela persistência da dor durante mais de 6 meses com sinais como problemas psicossociais, múltiplos médicos e aumento das áreas de dor [16].

Neuroanatomia da dor orofacial - O principal nervo responsável pela inervação sensorial da região facial é o nervo trigémeo. Outros nervos que fornecem inervação à face e aos tecidos circundantes são os nervos facial, glossofaríngeo, vago, C2 e C3. A sensação de dor é sentida quando os neurónios sensoriais primários são estimulados por um estímulo nocivo. Estes neurónios primários são neurónios de condução lenta e contêm fibras A delta finamente mielinizadas e fibras C não mielinizadas. Alguns destes nociceptores respondem apenas a estímulos mecânicos e térmicos, ou seja, são unimodais, enquanto outros respondem também a estímulos químicos e são, portanto, polimodais. Estes nociceptores codificam a intensidade, a duração e a qualidade da dor. O nervo trigémeo conduz a informação sobre a dor ao gânglio trigémeo através dos seus três ramos. Os processos centrais destes neurónios entram na ponte, onde descem como trato espinal do trigémeo no tronco cerebral. A partir do trato trigeminal, as fibras fazem sinapse no núcleo trigeminal, que se estende paralelamente ao trato no tronco cerebral. O núcleo do trigémeo estende-se até à medula espinal, onde se funde com a massa cinzenta dorsal. Os axónios do núcleo espinal do trigémeo atravessam para o lado oposto e ascendem ao núcleo posteromedial ventral do tálamo, projectando-se também para a formação reticular e para os núcleos talâmicos medial e intralaminar. A partir do tálamo, os neurónios seguem em frente e terminam no córtex somatossensorial.

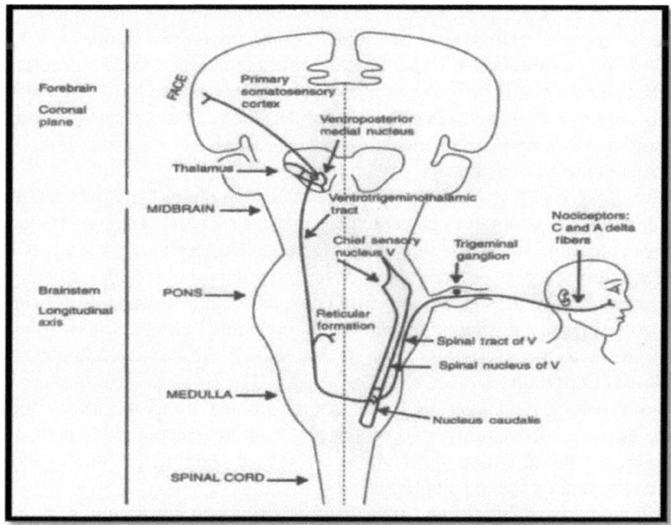

Figura 2- Neuroanatomia da dor orofacial.

Fisiopatologia da dor orofacial - No passado, considerava-se que um estímulo sensorial nocivo para o cérebro era a causa da dor, mas, ao longo do tempo, vários clínicos apresentaram várias teorias relacionadas com a dor.

As partes do sistema nervoso responsáveis pela sensação e perceção da dor podem ser divididas em três áreas:

1 Vias aferentes
2 Sistema nervoso central
3 Vias eferentes

As vias eferentes, constituídas pelos nociceptores, pelas fibras nervosas aferentes e pela rede da medula espinal, terminam no corno dorsal da medula espinal. A parte do sistema nervoso central responsável pela interpretação dos sinais de dor é o sistema límbico, a formação reticular, o tálamo, o hipotálamo e o córtex. As vias eferentes são compostas por fibras que ligam o mesencéfalo e a substância gelatinosa e que ajudam a modular a sensação de dor. A sensação básica de dor ocorre no tálamo e continua até ao sistema límbico e ao córtex cerebral, onde a dor é percepcionada.

Dois tipos de fibras nervosas estão envolvidos na transmissão da dor - as fibras A delta e as fibras C, que estão localizadas nas lâminas do corno dorsal e na substância gelatinosa.

O sinal de dor viaja da periferia para a medula espinal ao longo de uma fibra Adelta ou C. Uma vez que a fibra A-delta é mais espessa do que a fibra C e está finamente revestida por um material isolante (mielina), transporta o seu sinal mais rapidamente (530 m/s) do que a fibra C não mielinizada (0,5-2 m/s). A dor evocada pelas fibras A-delta (mais rápidas) é descrita como aguda e é sentida em primeiro lugar. Esta é seguida por uma dor mais fraca, frequentemente descrita como ardor, transmitida pelas fibras C.

A explicação mais racional da produção e modulação da dor pode ser dada com base na teoria do controlo da porta, apresentada por Melzack e Wall. De acordo com esta teoria, os impulsos nociceptivos são transmitidos através das fibras A delta e das fibras C que fazem sinapse na substância gelatinosa. As células da substância gelatinosa funcionam como um portão e regulam a transmissão de impulsos para o sistema nervoso central. Quando as fibras A delta são estimuladas, as células da substância gelatinosa fecham o portão, o que diminui a transmissão de impulsos e reduz a perceção da dor, ao passo que a estimulação das fibras mais pequenas inibe as células da substância gelatinosa, fazendo com que o portão se "abra", o que, por sua vez, aumenta a estimulação das células T e aumenta a perceção da dor. Para além do controlo do portão através das fibras A delta e C, o sistema nervoso central também pode fechar, fechar parcialmente ou abrir o portão através das vias eferentes. Assim, a função cognitiva pode também modular a perceção da dor.

1.6. Diagnóstico da dor orofacial - É importante obter uma história correta e precisa do doente para se chegar a um diagnóstico exato, pois só assim se pode estabelecer um tratamento adequado. Chegar a um diagnóstico correto é muitas vezes complicado pelo facto de a dor ser de natureza dinâmica e de os factores psicológicos não serem muito óbvios ao exame. Por conseguinte, cabe ao médico diagnosticar corretamente a doença subjacente.

Na entrevista preliminar, o clínico recolhe informações através de uma história detalhada e de um exame clínico cuidadoso. É também importante diagnosticar corretamente o componente psicossocial subjacente, uma vez que a sua deteção precoce é importante para a gestão da dor crónica. Aprender a gerir o stress devido a questões psicossociais subjacentes ajuda os doentes a compreender os problemas diários associados à sua dor, pelo que é importante ser capaz de identificar se é provável que a dor tenha ou não um componente neuropático, de modo a poder explicar-lhes claramente o mecanismo da dor e os sintomas. A dor crónica não controlada e o medo da dor são problemas importantes[7, 17].

As abordagens para a gestão da dor crónica incluem a assistência aos doentes através de aconselhamento, estratégias de autogestão, educação e apoio psicossocial, para além da terapia médica, que pode ser paliativa ou curativa. A terapia é geralmente multidisciplinar e inclui fisioterapia, farmacoterapia e apoio psicológico.

Nalguns casos, a identificação da fisiopatologia subjacente ajuda muito a lidar com a dor e também a curá-la, como se verifica em doentes com síndrome do túnel cárpico, em que um tratamento cirúrgico adequado pode minimizar a dor, ou em doentes com nevralgia do trigémeo, em que se verificou que a descompressão vascular melhorava muito o prognóstico.[18]

Quanto mais rapidamente o médico encontrar um plano de tratamento adequado, maiores são as hipóteses de diminuir a incapacidade e melhorar a qualidade de vida e de trabalho dos doentes.[6]

História - A informação recolhida deve ser suficientemente detalhada para incluir não só as caraterísticas físicas da dor, mas também os factores psicológicos. Um historial completo permite ao clínico adaptar as investigações com maior exatidão, interpretar os resultados com maior precisão e, assim, conduzir a potenciais poupanças de custos.[19]

Para que o clínico seja capaz de obter uma boa anamnese, é essencial que tenha uma boa relação com o doente, para que este possa comunicar honestamente. Problemas simples, como a dor muco-gengival devida a problemas locais, podem ser avaliados sem um exame extensivo e invasivo e ser resolvidos facilmente. Para a dor causada por doenças subjacentes que não podem ser avaliadas através de um exame simples, é essencial auxiliar o exame com "descrições específicas e significativas do doente que descrevam com exatidão a queixa".[20] Alguns clínicos argumentam que o tempo extra gasto na recolha da história é mais rentável do que o tempo gasto no exame. Uma abordagem baseada em evidências para a realização da anamnese envolve a utilização do método PICO, conforme descrito na tabela seguinte.

Doente/problema	Em doentes com...
Intervenção	As perguntas específicas da história clínica ou os resultados específicos do exame
Comparação	Ter melhor desempenho do que um exame ou historial dentário ou médico normal

Resultados	Para aumentar a probabilidade de um diagnóstico correto

Quadro 2- Abordagem baseada em provas para a elaboração da anamnese (de History Taking, Assessment and Management of Orofacial Pain, Volume 14, J.M. Zakraewska e S.D. Harrison)

Por vezes, os doentes têm dificuldade em descrever a natureza e o carácter da dor e, por isso, vários médicos criaram vários sistemas de descritores para ajudar os doentes a descreverem melhor os seus problemas. Um dos descritores frequentemente utilizados hoje em dia é o **questionário de dor McGill**. Este questionário contém vários adjectivos descritivos organizados em vários grupos. Estes adjectivos estão dispostos por ordem crescente de intensidade e o doente é instruído a selecionar uma palavra de cada série que melhor descreva o seu problema.

O primeiro grupo é constituído por descritores sensoriais que ajudam a descrever a sensação de dor ou desconforto para o doente. O segundo grupo consiste em informações sobre a forma como o doente está a reagir à dor, por exemplo, tensão, medo, castigo, etc. O terceiro grupo ajuda o doente a descrever a intensidade da dor e o quarto grupo é um grupo adicional de descritores gerais que foi acrescentado ao Questionário McGill.

A história da dor orofacial é bastante semelhante à de qualquer doente dentário de rotina, com especial ênfase na natureza e no carácter da dor. Inclui a queixa principal, a história da doença apresentada, a história médica e familiar e a história social.

É igualmente importante fazer perguntas específicas sobre a dor em si, que incluem a localização da dor, o início da dor, as caraterísticas da dor (qualidade, comportamento, intensidade, sintomas concomitantes e irradiação da dor), factores de agravamento e de alívio.

Carácter da dor	Que tipo de dor é essa?
Duração	Quando é que começou, começou de repente?
Periodicidade	Existe um padrão para a dor?
Gravidade	Qual a intensidade da dor, como é que ela varia?
Sítio	Onde é que se sente a dor?
Radiação	Onde é que a dor se espalha?
Factores provocadores	Há alguma coisa que piore a dor?
Factores de alívio	Alguma coisa faz com que a dor melhore?
Factores associados	Repara em mais alguma coisa quando

ter dores.

Quadro 3 - Pormenores da dor a verificar (Avaliação e tratamento da dor, volume 2)

A dor crónica de longa duração tem geralmente uma componente psicológica subjacente, pelo que uma avaliação psicológica é também parte integrante do diagnóstico. O estado psicológico do doente pode ser avaliado através de vários instrumentos de medição, alguns dos quais incluem: o Inventário Multidimensional da Dor (MPI) de [21] Turk e Rudy e a Symptom Check List 90 (SCL-90). A avaliação psicológica também ajuda a identificar quaisquer perturbações mentais subjacentes, como perturbações de ansiedade e perturbações do humor.

Exame clínico - O passo seguinte deve ser um exame clínico exaustivo. Idealmente, este exame começa no momento em que o doente entra na sala, mas deve incluir um exame geral para avaliar os sinais vitais, como a temperatura corporal, a pulsação, a tensão arterial e a frequência respiratória, a função dos nervos cranianos, o exame muscular, a avaliação da função mastigatória e exames especiais que incluem imagiologia, testes laboratoriais e uma avaliação psicológica. Os estudos demonstraram que o exame físico contribui em 2-9% para o diagnóstico, mas aumenta a confiança no diagnóstico (medida numa escala de 1-10) de cerca de 6 a 8.[20] Por conseguinte, deve despender-se mais tempo a fazer uma história correta do que a "tentar obter sinais clínicos".

Componentes incluídos num exame **clínico completo-**

1. Um exame geral da cabeça e do pescoço, incluindo as orelhas, o nariz e os olhos.
2. Exame dos nervos cranianos, com especial destaque para os nervos facial e trigémeo.
3. Avaliação psicológica dos pacientes suspeitos de terem um elemento psiquiátrico.
4. Exame intra-oral dos tecidos duros e moles.
5. Exame da ATM e dos músculos mastigatórios.
6. Encaminhamento para um cirurgião otorrinolaringologista, neurologista, oftalmologista, cirurgião oral e maxilofacial se/quando indicado.

Depois de o médico ter registado uma história adequada e examinado o doente, tem agora de estabelecer a categoria da dor.

Uma vez estabelecida a categoria de dor, é importante selecionar o diagnóstico dentro dessa categoria. Depois disso, é importante confirmar o diagnóstico, o que pode ser feito de quatro formas: bloqueio analgésico de diagnóstico, utilização de medicamentos de diagnóstico, consultas e terapia experimental.

Classificação da dor orofacial - é importante classificar e medir a dor crónica pelas seguintes razões [22]

1. Ajudar a identificar as caraterísticas das diferentes dores, de modo a facilitar a investigação e o diagnóstico.
2. Para auxiliar no diagnóstico e ajudar o clínico a elaborar diagnósticos diferenciais adequados.
3. Identificar o plano de tratamento mais eficaz para o doente.
4. Avaliar se o tratamento efectuado foi ou não benéfico para o doente.

Atualmente, estão a ser utilizados vários sistemas de classificação da dor orofacial, mas ainda não foi definido um sistema de classificação que seja fácil de utilizar e que apresente uma menor variabilidade intra-observador. É importante dispor de um sistema de classificação adequado para a dor orofacial e este facto foi recentemente evidenciado pela crescente confusão entre os médicos devido à falta de compreensão da dor orofacial e do seu mecanismo e ao desacordo entre eles quando se trata de chegar a um diagnóstico adequado. [23]

Os quatro principais sistemas de classificação habitualmente utilizados nos dias de hoje são

1. Associação Internacional para o Estudo da Dor (IASP)
2. Classificação internacional das perturbações de cefaleias
3. Academia Americana de Dor Orofacial
4. Critérios de diagnóstico de investigação para perturbações temporomandibulares.

A classificação da IASP não tem em consideração o aspeto psicológico da dor e classifica a dor em cinco grandes eixos

Eixo	Definição
1	Regiões (por exemplo, cabeça, rosto, boca)
2	Sistemas (por exemplo, sistema nervoso)
3	Caraterísticas temporais da dor (por exemplo, contínua, paroxística)
4	Declaração do doente sobre a intensidade (por exemplo, ligeira, grave)
5	A etiologia (por exemplo, infecciosa, psicológica)

Tabela 4: Esquema de codificação dos diagnósticos de dor crónica (IASP)

Categorias importantes da Classificação de Cefaleias da Sociedade Internacional de Cefaleias

As dores de cabeça são as seguintes

Parte I: as principais dores de cabeça

1. Enxaqueca
2. Cefaleias de tipo tensional
3. Cefaleia em salvas e outras cefaleias autonómicas do trigémeo
4. Outras cefaleias primárias

Parte II: as dores de cabeça secundárias

5. Dor de cabeça atribuída a traumatismo craniano e/ou cervical
6. Cefaleias atribuídas a perturbações vasculares cranianas ou cervicais
7. Cefaleia atribuída a uma doença intracraniana não vascular
8. Dor de cabeça atribuída a uma substância ou à sua retirada
9. Dor de cabeça atribuída a uma infeção
10. Cefaleias atribuídas a perturbações da homeostasia
11. Cefaleias ou dores faciais atribuídas a perturbações do crânio, pescoço, olhos, ouvidos, nariz, seios nasais, dentes, boca ou outras estruturas faciais ou cranianas
12. Cefaleias atribuídas a perturbações psiquiátricas

Parte III: Nevralgias cranianas dores faciais centrais e primárias e outras cefaleias

13. Nevralgias cranianas e causas centrais de dor facial
14. Outras cefaleias, nevralgia craniana, dor facial central ou primária".

Os Critérios de Diagnóstico de Investigação para as Perturbações Temporomandibulares foram publicados em 1992. Utiliza 2 eixos; o eixo I é físico, enquanto o eixo II é psicológico, o que representa o modelo biopsicossocial.

Múltiplas categorias de dor - No tratamento da dor orofacial, é importante ter em conta que podem coexistir dois ou mais tipos de dor, o que pode complicar ainda mais o diagnóstico da doença. Quando se prevê um cenário deste tipo, o médico deve avaliar cuidadosamente os resultados e separar as condições. Uma vez feito isto, é útil listar os diagnósticos por ordem de gravidade e as preocupações do doente, o que pode ajudar o médico a desenvolver um plano de tratamento eficaz.

Medição da dor - A medição da dor ajuda-nos a obter informações mais pormenorizadas do doente e também nos ajuda a avaliar o progresso ou a eficácia do tratamento ou da intervenção efectuada pelo médico. Também ajuda a comparar a dor com a de outros doentes. A dor pode ser avaliada através de questionários de auto-relato, que são fáceis de preencher e permitem obter grandes quantidades de dados num curto período de tempo. Outros métodos utilizados para medir a dor incluem o registo do número de médicos consultados pelo doente devido à dor ou a quantidade de medicamentos consumidos pelo doente devido à dor; o impacto da dor nas suas relações e na família [21] No entanto, os clínicos recorrem geralmente aos questionários de auto-relato, uma vez que são fáceis de preencher e consomem menos tempo.

Questionários sobre a dor - Uma vez que a dor não é uma sensação objetiva e envolve não só os aspectos emocionais e psicológicos específicos do doente, mas também os elementos físicos, é muito difícil quantificá-la e, subsequentemente, medi-la.[24] Foram feitas várias tentativas para desenvolver um instrumento de rastreio válido e fiável para detetar a dor neuropática. Estas ferramentas de rastreio têm a vantagem de detetar doentes com dor neuropática por clínicos sem experiência neste domínio, que podem depois encaminhar os doentes para o especialista adequado para uma avaliação e diagnóstico mais aprofundados. No entanto, cerca de 10-20% dos doentes a quem os clínicos diagnosticam dor neuropática não são detectados por estes questionários, o que sugere que, embora estes questionários possam ajudar no diagnóstico, continuam a ser apenas auxiliares e nunca devem ser utilizados para substituir o diagnóstico efectuado por um clínico.[25] Alguns dos questionários multiaxiais utilizados para avaliar a dor orofacial incluem: Sickness Impact Profile, Medical Outcome Study, WestHaven Yale Multidimensional Pain Inventory, Brief Pain Inventory e o Pain Audit Collection System. Uma breve descrição destes questionários é apresentada no quadro seguinte

Nome	**Número de itens**	**Comentários**
Perfil do impacto da doença (SIP)	136	Pontuação longa e complexa, ampla cobertura de áreas, amplamente utilizada na investigação da dor crónica.
Short Form Health Survey (SF36)	36	Dados normativos abundantes, podem não ser suficientemente sensíveis para a avaliação da dor facial crónica.
Dor multidimensional Inventário (MPI)	56	O padrão de ouro em muitos aspectos - psicometria forte, normas, perfis de coping disponíveis.
Coleção de auditorias sobre a dor Sistema (PACS)	10+	Nova ferramenta de auditoria e investigação desenvolvida no Reino Unido, dados informatizados de dados recolha de dados, a nível nacional base de dados

Tabela 5 - Questionários multi-axiais de dor comuns

Alguns dos métodos mais simples para avaliar a gravidade da dor são as **Escalas de Classificação Numérica (NRS)** ou as **Escalas de Classificação Verbal (VRS)** e a **Escala Visual Analógica (VAS).**

1. **Escalas de classificação numérica (NRS) e escalas de classificação verbal (VRS) -** Estas duas formas de medição da intensidade da dor são bem compreendidas pela maioria dos doentes e são fáceis de preencher.[26] A NRS pede aos doentes que classifiquem a sua dor numa escala de 0 a 10 ou de 0 a 100, em que 0 significa ausência de dor e 10 ou 100 significa "dor tão grave quanto possível". A VAS é uma linha de 10 cm que não tem pontos marcados.

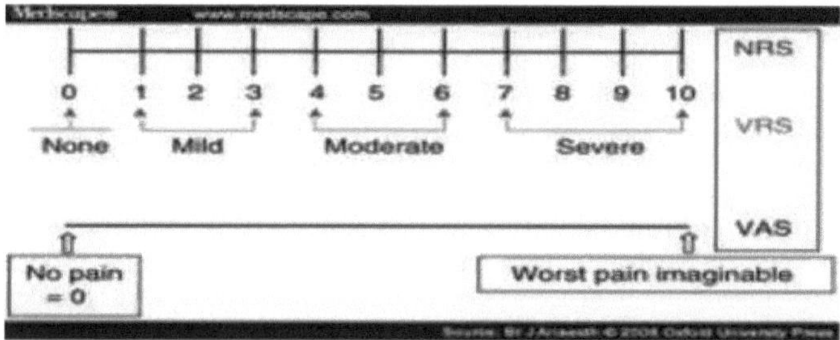

Figura 3- Escala de classificação numérica (NRS), escala de classificação verbal (VRS) e escala visual analógica (VAS).

A insatisfação com as classificações unidimensionais da dor, como a EVA ou a NRS, que implicam que a dor pode ser medida de forma satisfatória com um único item, levou ao desenvolvimento do **Questionário de Dor McGill** [27]

2. **McGill Pain Questionnaire** - É amplamente utilizado para fins clínicos e de investigação e consiste em vários descritores de dor. Estes estão organizados em 20 conjuntos e em cada conjunto há 3 a 6 descritores e cada um deles está ordenado por ordem de classificação. A soma total destes valores de classificação é o índice de classificação global. Turp et al. (1997) concluíram que esta escala é muito eficaz para diferenciar os doentes com dor facial crónica de outras perturbações de dor crónica, como o cancro ou a lombalgia crónica.

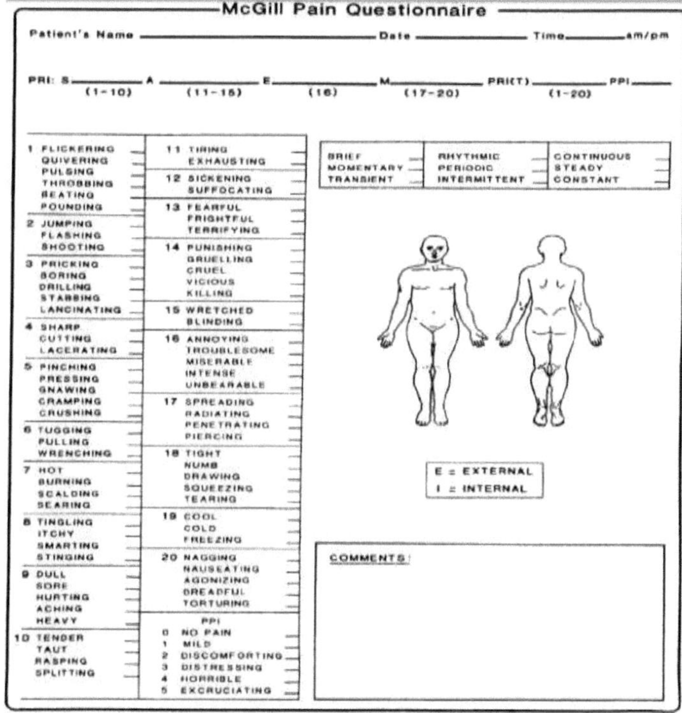

McGill Pain Questionnaire

Patient's Name ________ Date ________ Time ________ am/pm

PRI: S ________ (1-10) A ________ (11-15) E ________ (16) M ________ (17-20) PRI(T) ________ (1-20) PPI ________

1 FLICKERING, QUIVERING, PULSING, THROBBING, BEATING, POUNDING
2 JUMPING, FLASHING, SHOOTING
3 PRICKING, BORING, DRILLING, STABBING, LANCINATING
4 SHARP, CUTTING, LACERATING
5 PINCHING, PRESSING, GNAWING, CRAMPING, CRUSHING
6 TUGGING, PULLING, WRENCHING
7 HOT, BURNING, SCALDING, SEARING
8 TINGLING, ITCHY, SMARTING, STINGING
9 DULL, SORE, HURTING, ACHING, HEAVY
10 TENDER, TAUT, RASPING, SPLITTING
11 TIRING, EXHAUSTING
12 SICKENING, SUFFOCATING
13 FEARFUL, FRIGHTFUL, TERRIFYING
14 PUNISHING, GRUELLING, CRUEL, VICIOUS, KILLING
15 WRETCHED, BLINDING
16 ANNOYING, TROUBLESOME, MISERABLE, INTENSE, UNBEARABLE
17 SPREADING, RADIATING, PENETRATING, PIERCING
18 TIGHT, NUMB, DRAWING, SQUEEZING, TEARING
19 COOL, COLD, FREEZING
20 NAGGING, NAUSEATING, AGONIZING, DREADFUL, TORTURING

PPI
0 NO PAIN
1 MILD
2 DISCOMFORTING
3 DISTRESSING
4 HORRIBLE
5 EXCRUCIATING

BRIEF	RHYTHMIC	CONTINUOUS
MOMENTARY	PERIODIC	STEADY
TRANSIENT	INTERMITTENT	CONSTANT

E = EXTERNAL
I = INTERNAL

COMMENTS:

Figura 4- Questionário de dor McGill

No entanto, o preenchimento do questionário de dor McGill demora 5 a 10 minutos, pelo que Melzack, em 1987, concebeu uma forma mais curta do mesmo, designada SF-MPQ (Short form McGill pain questionnaire), que reduz o tempo de administração e de pontuação, uma vez que contém apenas 15 descritores. O MPQ também classificou corretamente 91% dos doentes com nevralgia do trigémeo como doentes com dor facial atípica. [27] Os descritores verbais utilizados no questionário também ajudaram a diferenciar entre os danos reversíveis e irreversíveis nos dentes.[28] Embora o questionário de dor McGill seja

muito completo na avaliação da dor, tem algumas limitações, a principal das quais é a língua, que diminui a sua exatidão como instrumento de medição da dor.

3. Leeds Assessment of Neuropathic Symptoms and Signs (LANSS) - Esta foi a primeira ferramenta desenvolvida para medir a dor orofacial e contém 5 itens baseados em sintomas e 2 itens baseados no exame clínico.[29] Embora não seja suposto ser utilizada como uma ferramenta de medição, tem ajudado a mostrar a sensibilidade aos vários efeitos do tratamento.[30] Uma pontuação positiva na escala LANSS ajuda a identificar os doentes com uma componente neuropática na sua dor. A LANSS foi testada em vários contextos clínicos e a sua utilização foi validada desde então. [31,32,33]

4. Neuropathic Pain Questionnaire- O Neuropathic Pain Questionnaire (NPQ) é constituído por 12 itens que incluem 10 relacionados com sensações ou respostas sensoriais e 2 relacionados com o efeito.[34] O NPQ demonstrou uma sensibilidade de 66% e uma especificidade de 74% em comparação com o diagnóstico clínico na amostra de validação.

5. PRISM (Pictorial Representation of Illness and Self-Measure) - Trata-se de uma ferramenta visual utilizada para medir a dor e o sofrimento em doentes com dor orofacial. O PRISM pode ser utilizado clinicamente para identificar corretamente os doentes com dor orofacial que podem necessitar de mais investigações.

6. Questionário PainDetect - O PainDetect é um questionário de fácil utilização pelos doentes, desenvolvido na Alemanha para detetar a dor lombar e validado nesse país. [35] O questionário PainDETECT ajuda a avaliar o componente neuropático da dor e depende de certos sintomas caraterísticos da neuropatia. É composto por 7 descritores para descrever o aspeto sensorial da dor, que variam entre nunca e muito forte. Tem mais 2 descritores para os aspectos radiais e temporais da dor.

painDETECT **PAIN QUESTIONNAIRE**

Date: Patient: Last name: First name:

How would you assess your pain now, at this moment?

0 1 2 3 4 5 6 7 8 9 10

none max.

How strong was the strongest pain during the past 4 weeks?

0 1 2 3 4 5 6 7 8 9 10

none max.

How strong was the pain during the past 4 weeks on average?

0 1 2 3 4 5 6 7 8 9 10

none max.

Please mark your main area of pain

Mark the picture that best describes the course of your pain:

- Persistent pain with slight fluctuations ☐
- Persistent pain with pain attacks ☐
- Pain attacks without pain between them ☐
- Pain attacks with pain between them ☐

Does your pain radiate to other regions of your body? yes ☐ no ☐

If yes, please draw the direction in which the pain radiates.

Do you suffer from a burning sensation (e.g., stinging nettles) in the marked areas?

never ☐ hardly noticed ☐ slightly ☐ moderately ☐ strongly ☐ very strongly ☐

Do you have a tingling or prickling sensation in the area of your pain (like crawling ants or electrical tingling)?

never ☐ hardly noticed ☐ slightly ☐ moderately ☐ strongly ☐ very strongly ☐

Is light touching (clothing, a blanket) in this area painful?

never ☐ hardly noticed ☐ slightly ☐ moderately ☐ strongly ☐ very strongly ☐

Do you have sudden pain attacks in the area of your pain, like electric shocks?

never ☐ hardly noticed ☐ slightly ☐ moderately ☐ strongly ☐ very strongly ☐

Is cold or heat (bath water) in this area occasionally painful?

never ☐ hardly noticed ☐ slightly ☐ moderately ☐ strongly ☐ very strongly ☐

Do you suffer from a sensation of numbness in the areas that you marked?

never ☐ hardly noticed ☐ slightly ☐ moderately ☐ strongly ☐ very strongly ☐

Does slight pressure in this area, e.g., with a finger, trigger pain?

never ☐ hardly noticed ☐ slightly ☐ moderately ☐ strongly ☐ very strongly ☐

(To be filled out by the physician)

never	hardly noticed	slightly	moderately	strongly	very strongly
x 0 = 0	x 1 =	x 2 =	x 3 =	x 4 =	x 5 =

Total score ☐☐ out of 35

R. Freynhagen, R. Baron, U. Gockel, T.R. Tölle, CurrMed ResOpn Vol 22, 2006, 1911-1920 ©Pfizer Pharma GmbH 2006 LYN547 Date of preparation: February 2009

Figura 5- Questionário PainDetect

CAPÍTULO 2

FINALIDADES E OBJECTIVOS

O objetivo deste estudo foi avaliar se o questionário PainDetect era uma boa ferramenta de rastreio para detetar um componente neuropático na dor orofacial.

Para o efeito, foi definido o seguinte objetivo

1. Comparar as pontuações obtidas no questionário PainDetect com o diagnóstico do clínico que examinou posteriormente o doente. Este último foi considerado o padrão de ouro, de modo a explorar a validade do questionário PainDetect no diagnóstico da dor orofacial neuropática.

2.1. Justificação - A dor orofacial pode ser um sintoma debilitante do qual os doentes podem sofrer durante anos. O diagnóstico da condição pode ser difícil, uma vez que é multifatorial e pode estar ligado a uma variedade de doenças e perturbações que ocorrem não só na região orofacial, mas também noutras partes do corpo. Os doentes consultam frequentemente vários clínicos e médicos antes de serem devidamente encaminhados para um clínico especializado em dor orofacial[37, 38].

Muitas vezes, o doente submete-se a tratamentos de canal, apicectomias e extracções pensando que a dor pode ter origem dentária antes de o problema ser corretamente identificado. Por isso, os questionários servem como uma ferramenta de rastreio fiável para racionalizar a aflição e também para evitar tratamentos desnecessários.

As duas principais razões para o desenvolvimento de uma nova medida da dor são o facto de a nova medida poder identificar e medir um componente da dor que não foi medido por nenhuma outra medida existente e o facto de apresentar grandes melhorias em relação aos métodos mais antigos para medir a mesma dimensão. (por exemplo, é mais curta, é mais fácil de administrar e de pontuar e é mais sensível às mudanças)[39]

O questionário PainDetect ajuda a avaliar a componente neuropática da dor e está dependente de determinados sintomas caraterísticos da neuropatia. A Rede Alemã de Investigação sobre a Dor Neuropática desenvolveu este questionário e a sua utilização foi validada por Freynhagen em doentes que sofriam de dores nas costas.[35] Em seguida, foi utilizado em vários estudos, mas a sua utilização na dor facial não foi validada, pelo que existe uma necessidade premente de um melhor sistema de avaliação.

CAPÍTULO 3

MATERIAIS E MÉTODOS

3.1. Hipóteses - A nossa hipótese nula neste estudo era "O PainDetect é uma boa ferramenta de rastreio da dor orofacial e pode detetar dor neuropática e não neuropática".

3.2. O Questionário PainDetect é o objeto deste estudo e foi desenvolvido e validado na Alemanha. Trata-se de um questionário de auto-relato com 9 itens. Sete destes itens são descritores sensoriais ponderados, enquanto dois estão relacionados com a radiação da dor. Foi inicialmente desenvolvido para doentes com dor lombar, mas também se tem revelado útil em doentes com outros tipos de dor neuropática.

Cada um dos sete descritores sensoriais tem 6 categorias com valores que variam de 0 a 5 (0 para nunca e 5 para muito). Os outros dois itens relativos às caraterísticas espaciais da dor também podem ser convertidos em números. A pontuação total dos 7 itens é a pontuação obtida no questionário e varia de 0 a 38. Este intervalo foi ainda dividido em 3 para avaliar a probabilidade de um componente neuropático na dor apresentada.

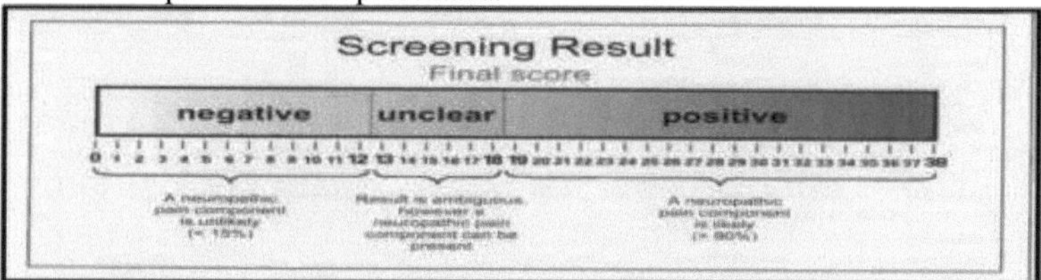

Figura 6- Esquema de pontuação para o PainDetect.

Pontuação	
0 a 12	A componente de dor neuropática é improvável
13-18	Resultado ambíguo.
19-38	A componente de dor neuropática é provável

Tabela 6- Pontuações no PainDetect e seu significado

3.3. Critérios de seleção - Este estudo foi realizado nas clínicas de dor orofacial do Eastman Dental Hospital e do Royal Hospital of Integrated Medicine entre os meses de maio e agosto de 2013. Todos os novos pacientes que foram encaminhados para o hospital foram convidados a preencher o questionário PainDetect antes de serem vistos por um clínico. Participaram neste estudo os doentes com idades compreendidas entre os 16 e os 81 anos. Os doentes excluídos do estudo foram os seguintes

1 Que não quiseram participar no estudo

2 Pacientes com dores noutras partes do corpo para além da região orofacial.

3 Doentes com deficiência intelectual e cegueira.

4 Pacientes com problemas de comunicação, que também incluíam aqueles que não conseguiam conversar e comunicar em inglês.

3.4. Cálculo do poder - A dimensão da amostra a utilizar no estudo era tal que permitia fazer uma estimativa exacta da precisão do questionário. Partiu-se do princípio de que o questionário teria um poder estatístico de 80%, o que corresponderia a 5% do valor real da população. Tomando um intervalo de confiança de 95%, o número de doentes necessários para o estudo foi calculado em 246.

3.5. Avaliação da validade - Foi recrutada para este estudo uma coorte de 252 doentes. Foi-lhes pedido que preenchessem um questionário PainDetect enquanto esperavam na área da receção, antes de serem vistos pelo médico. O questionário preenchido foi devolvido e as pontuações foram somadas no questionário. Para cada doente, os registos clínicos foram posteriormente verificados para determinar o diagnóstico dado pelo médico, que foi considerado o padrão de ouro neste estudo, de modo a poder compará-lo com a pontuação obtida no questionário PainDetect. Os resultados totais obtidos foram registados numa folha de cálculo Excel e posteriormente analisados estatisticamente através do SPSS.

CAPÍTULO 4

RESULTADOS

4.1- Exploração da validade - Para explorar a validade, foi recrutada aleatoriamente uma coorte de 252 doentes da clínica de dor facial do hospital. 141 destes eram pacientes que foram entrevistados entre maio e agosto de 2013, enquanto os restantes eram pacientes cujos dados foram obtidos de estudos realizados em 2011 e 2010, respetivamente. Um caso foi excluído devido à falta de informações clínicas. 77,4% dos pacientes eram do sexo feminino (n=195), enquanto 22,5% eram do sexo masculino (n=57). Fizeram parte deste estudo doentes com idades compreendidas entre os 16 e os 81 anos (média= 47,23 anos).

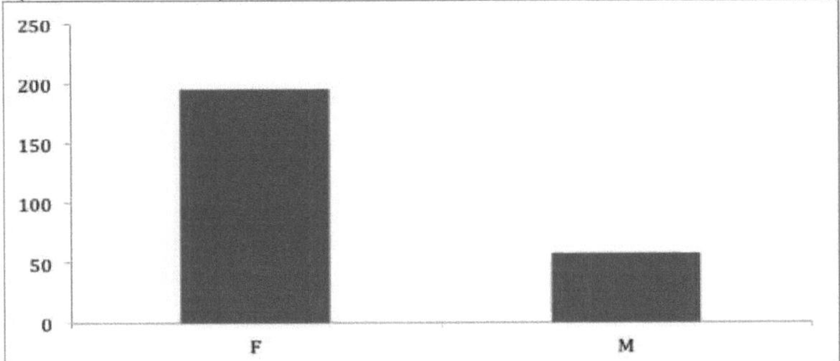

Figura 7- Gráfico com a percentagem de homens (M) e mulheres (F) que referiram dor orofacial

Antes de serem vistos pelo médico, foi entregue a cada doente uma cópia do questionário PainDetect, que tinham de preencher e devolver à enfermeira ou ao médico antes de serem chamados pelo médico. Os médicos não tinham conhecimento da pontuação total do questionário.

Dos 252 casos recrutados, 3,6% tinham ansiedade (n=9), 8,3% tinham odontalgia atípica (n=21), 2,8% tinham síndrome da boca ardente (n=7), 5,6% tinham dor facial crónica idiopática (n=14), 0.4% tinham cefaleia em salvas (n=1), 12,3% tinham dor de origem dentária (n=31), 0,4% tinham cefaleias (n=1), 2% tinham diagnóstico de enxaqueca (n=5), 10,7% (n=27) tinham dor neuropática, 2% tinham SUNA (n=5), 0,4% tinham SUNCT (n=1), 36,9% tinham distúrbios da articulação temporomandibular (n=93) e 13,1% tinham nevralgia do trigémeo (n=33).

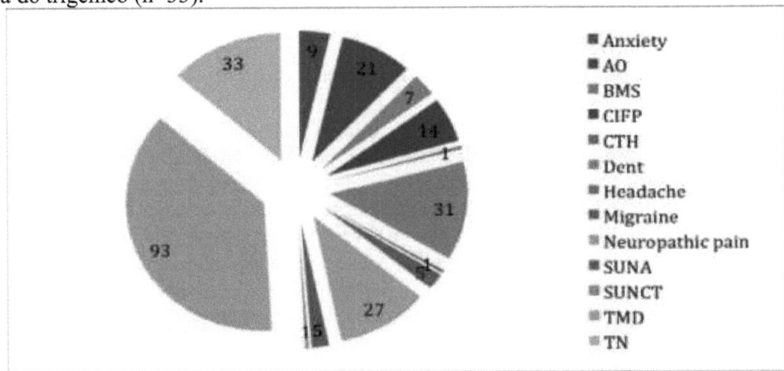

Figura 8 - Gráfico de pizza mostrando a distribuição do diagnóstico (número de pacientes=252)

Diagnóstico	Frequência	Percentagem	Percentagem válida	Percentagem acumulada
ANX	9	3.6	3.6	3.6
AO	21	8.3	8.3	11.9
BMS	7	2.8	2.8	14.7
CIFP	14	5.6	5.6	20.2
CTH	1	.4	.4	20.6
DENTES	31	12.3	12.3	32.9
CABEÇA	1	.4	.4	33.3
HEMI	3	1.2	1.2	34.5
HERP	1	.4	.4	34.9
MIGR	5	2.0	2.0	36.9
NP	27	10.7	10.7	47.6
SUNA	5	2.0	2.0	49.6
SUNC	1	.4	.4	50.0
TMD	93	36.9	36.9	86.9
TN	33	13.1	13.1	100.0
Total	252	100.0	100.0	

Quadro 7 - Repartição dos diagnósticos

Ao analisar os registos clínicos dos doentes, verificou-se que 40,4% (n=102) dos doentes atendidos nas clínicas de dor facial tinham sido diagnosticados com dor neuropática. A pontuação do PainDetect para estes doentes situava-se entre 0 e 38 (média=19). O resultado da pontuação do questionário foi semelhante ao diagnóstico clínico em apenas 28,4% dos doentes (n=29) que tinham dor neuropática, uma vez que a pontuação foi de 19 ou mais de 19. Em 25,4% dos casos (n=26) o resultado da pontuação foi ambíguo e variou entre 13 e 18. O resultado obtido a partir das pontuações excluiu um componente neuropático em 25,4% dos casos (n=26) em que a pontuação foi 12 ou inferior a 12.

Os doentes com diagnóstico de disfunção da articulação temporomandibular representaram 36,9% (n=93) do total da coorte). A gama de pontuações obtidas no questionário variou entre 0 e 27 (média=13,5). O resultado das pontuações foi semelhante ao diagnóstico clínico em 61,2% dos casos (n=57) em que a pontuação foi igual ou inferior a 12. Em 20% dos casos (n=19) a pontuação estava entre 13 e 18 e era ambígua. Em 18,2% dos casos (n=17), as pontuações obtidas no questionário indicaram que os doentes tinham um componente neuropático na sua dor, uma vez que a pontuação era igual ou superior a 19.

Dos 31 pacientes com dor de origem dentária, a pontuação média do PainDetect foi de 12,5. O questionário excluiu a dor neuropática (pontuação inferior ou igual a 12) em 61% dos casos (n=19). O resultado foi ambíguo em 22,5% dos casos em que as pontuações obtidas no questionário se situaram entre 13 e 18 (n=7). Em 16,1% dos casos (n=5) a pontuação foi superior a 19, indicando que estes casos apresentavam dor neuropática.

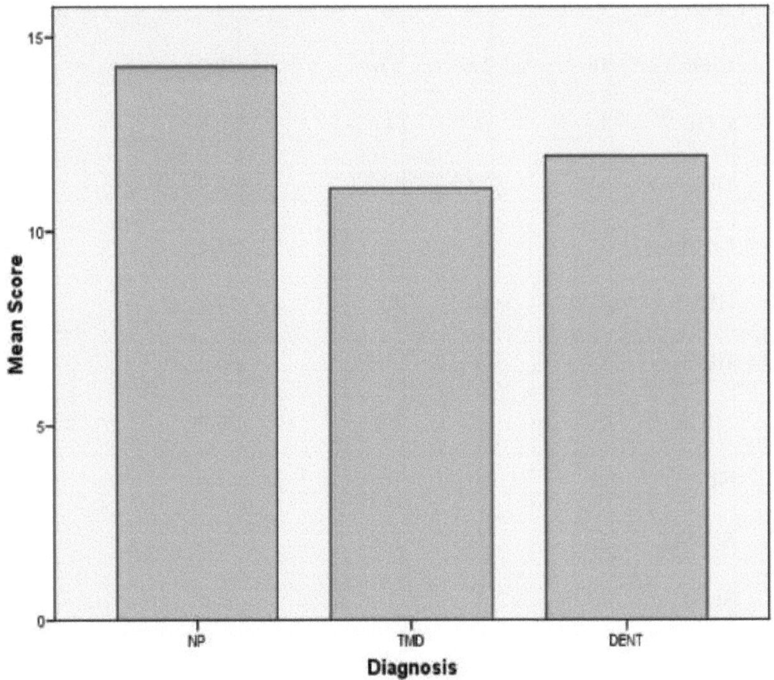

Figura 9- Gráfico das pontuações médias dos 3 principais diagnósticos- NP (Dor neuropática), TMD (Distúrbios da articulação temporomandibular), DENT (Dor dentária)

Os resultados obtidos foram depois analisados com recurso ao SPSS versão 19. O kappa de Cohen foi utilizado como instrumento de medida para comparar as pontuações dos doentes diagnosticados com dor neuropática com as pontuações dos doentes diagnosticados com dor não neuropática. Os resultados foram comparados utilizando primeiro a pontuação de 12 no PainDetect como ponto de corte, ou seja, uma pontuação inferior ou igual a 12 significava dor neuropática improvável ou inexistente, enquanto uma pontuação superior a 12 significava dor neuropática possível ou provável. O valor de Kappa obtido foi de 0,152, o que significa que houve uma ligeira concordância entre as pontuações obtidas no questionário PainDetect e o padrão-ouro, que era o diagnóstico do médico[40]

Valor Kappa	Grau de concordância

K < 0	Pobres
0.00 < k < 0.20	Ligeiro
0.21 < k < 0.40	Justo
0.41 < k < 0.60	Moderado
0.61 < k < 0.80	Substancial
k > 0.80	Quase perfeito

Quadro 8 - Valores Kappa e respetivo grau de concordância (Landis e Koch, 1977)

A sensibilidade e a especificidade do questionário PainDetect também foram calculadas para poder avaliar a sua capacidade de diagnóstico. Para avaliar a eficácia da pontuação do questionário na previsão da probabilidade de um doente apresentar dor neuropática, foram calculados os valores preditivos. Estes valores foram os seguintes: sensibilidade 53,92, especificidade 61,29, valor preditivo positivo 53,4 e valor preditivo negativo 61,79.

A análise foi repetida utilizando 19 como ponto de corte, ou seja, uma pontuação superior ou igual a 19 significava dor neuropática, enquanto uma pontuação inferior a 19 significava dor neuropática improvável. O valor Kappa obtido agora foi de 0,112, o que ainda significa uma ligeira concordância, enquanto a sensibilidade foi de 28,43, a especificidade foi de 82,26 e os valores preditivos positivo e negativo foram de 56,86 e 58,86, respetivamente. A pontuação obtida no questionário para os doentes a quem foi diagnosticada dor neuropática foi depois comparada com a pontuação dos doentes com perturbações da articulação temporomandibular. O valor de Kappa obtido foi de 0,151, o que sugere que houve uma ligeira concordância.

As pontuações obtidas no questionário para os doentes a quem foi diagnosticada dor neuropática foram depois comparadas com as pontuações obtidas para os doentes a quem foi diagnosticada dor dentária. O valor de Kappa obtido foi de 0,109, o que mais uma vez sugeriu que existia uma ligeira concordância entre as pontuações do questionário PainDetect e o diagnóstico do médico.

Comparação	**Pontuação de corte**	**Kappa valor**
Neuropático	<12 vs > 12	0.152
E não neuropática	<19 vs > 19>	0.112
	<12 vs >19	0.163
	<12 vs > 12	0.151
Neuropática e DTM	<19 vs > 19>	0.099
	<12 vs >19	0.151

Neuropático e dentário	<12 vs > 12	0.109
	<19 vs > 19>	0.07
	<12 vs >19	0.108

Tabela 9 - Valores de Kappa em diferentes pontos de corte

Comparação	Corte de pontuação	Sensibilidade	Especificidade
Neuropáticos e não neuropáticos	<12 vs > 12	53.92	61.29
	<19 vs >19	28.43	82.26
	<12v s >19	38.16	77.55
Neuropática e TMD	<12 vs > 12	53.92	61.29
	<19 vs > 19>	28.43	81.72
	<12 vs >19	38.16	77.03
Neuropática e DENTES	<12 vs > 12	53.92	61.3
	<19 vs >19	28.43	83.87
	<12 vs >19	38.16	79.17

Quadro 10- Sensibilidade e especificidade com diferentes limiares

Comparação	Pontuação de corte	Valor preditivo positivo	Valor Preditivo Negativo
Neuropáticos e não neuropáticos	<12 vs > 12	53.4	61.79

	<19 vs > 19>	56.86	58.86
	<12 vs >19	56.86	61.79
	<12 vs > 12	60.44	54.81
Neuropática e DTM	<19 vs > 19>	63.04	51.01
	<12 vs >19	63.04	54.81
	<12 vs > 12	82.09	28.79
Neuropática e Dent	<19 vs > 19>	85.29	26.26
	<12 vs >19	85.29	28.79

Quadro 11- Valores preditivos positivos e negativos com diferentes limiares

CAPÍTULO 5

DISCUSSÃO

A dor é uma experiência pessoal que não pode ser partilhada e que pertence apenas a quem a sofre. A experiência da dor varia de pessoa para pessoa. Embora a dor seja considerada mais uma experiência do que uma sensação, tem outras dimensões associadas: cognitiva, emocional e motivacional. Nos seres humanos, a dor envolve ativamente processos neocorticais que têm a ver com o reconhecimento e a interpretação das consequências da experiência, exercendo assim uma boa dose de influência sobre a dor e o sofrimento que é gerado por ela.[41]

A dor orofacial (DPO) é definida como a dor cuja origem se situa abaixo da linha órbito-meatal, acima do pescoço e anterior às orelhas, incluindo a dor no interior da boca."[14]

Atualmente, a dor orofacial é diagnosticada apenas com base na história e no exame clínico. Este processo pode, no entanto, ser melhorado se se pedir aos doentes que preencham questionários sobre a dor antes da avaliação formal, o que poderá ajudar o clínico no diagnóstico[42].

A responsabilidade do médico dentista no tratamento da dor orofacial é dupla. A primeira responsabilidade é o diagnóstico. Se o dentista não for capaz de chegar a um diagnóstico definitivo, é da sua responsabilidade encaminhar o doente para alguém competente nesse domínio. A segunda responsabilidade diz respeito à terapia e ao tratamento. No entanto, só depois de ter sido feito um diagnóstico correto é que se pode efetuar um tratamento adequado. Muitos médicos não conseguem diagnosticar corretamente a doença.

Existe uma crença comum de que a dor orofacial é pouco reconhecida e, por conseguinte, pouco tratada. É frequente haver confusão entre os doentes e os médicos relativamente à dor orofacial. Os doentes não têm muitas vezes a certeza se devem ou não consultar um médico relativamente à sua dor, enquanto os médicos estão confusos quanto ao encaminhamento desses doentes. Isto resulta num longo tempo de espera desnecessário para os doentes antes de serem encaminhados para um especialista para uma avaliação mais exacta das suas queixas. Durante este período, os doentes podem ser submetidos a exames invasivos que, para além de serem dispendiosos, podem por vezes pôr a vida em risco. Muitas vezes, são inúteis, como a extração de dentes no caso da dor facial idiopática. Por conseguinte, a utilização de um instrumento de rastreio aceleraria o processo de diagnóstico e eliminaria a necessidade de tratamentos inúteis e desnecessários. Muitas vezes, é difícil fazer um diagnóstico correto, uma vez que a dor é uma experiência subjectiva e, por vezes, pode ter um componente psicológico associado, o que complica ainda mais o diagnóstico.

Nas condições de dor orofacial, o diagnóstico de dor neuropática continua a ser um desafio, predominantemente devido à ausência de anormalidades clínicas e radiográficas associadas.[43]

Embora a confirmação da dor neuropática em condições de dor orofacial possa ser feita com alguns testes neurológicos existentes, estes testes têm uma precisão reduzida na identificação de anomalias neuronais subtis e tendem a ser dispendiosos.

Num estudo recente realizado no Kings College, em Londres, foram avaliados oitenta e nove doentes (lesão do nervo alveolar inferior = 56, lesão do nervo lingual = 33), 75 dos quais sofriam de neuropatia dolorosa. Dos doentes que preencheram o questionário na íntegra ($n = 56$), permitindo o cálculo de uma pontuação sumária, 34% foram classificados como tendo um componente "provavelmente neuropático" de acordo com o questionário PainDetect; 41% dos doentes obtiveram uma pontuação no intervalo de classificação incerto e o quarto restante na classificação "provavelmente nociceptivo". Verificou-se uma associação significativa entre as pontuações do PainDetect e os níveis de intensidade da dor em toda a amostra, sendo que os doentes classificados como tendo provavelmente dor neuropática referiram níveis elevados de dor. Os resultados sugerem que o questionário PainDetect, no seu formato atual, não é uma ferramenta de rastreio adequada para a dor neuropática associada à lesão do nervo alveolar inferior ou do nervo lingual 44.[44]

Neste estudo, o questionário PainDetect (PD-Q) foi utilizado nas clínicas de dor facial do Eastman Dental Hospital e do Royal Hospital of Integrated Medicine como ferramenta de rastreio para ajudar o clínico a diferenciar os doentes com um componente neuropático na sua dor orofacial dos doentes com outros tipos de dor orofacial, que neste estudo foi considerada como dor dentária e outras dores de origem músculo-esquelética, como a dor temporomandibular. As pontuações obtidas a partir do questionário PainDetect e o diagnóstico dado pelo médico foram então comparados estatisticamente utilizando o SPSS versão 19. Para o efeito, foi calculado o valor de Kappa de Cohen (K), que fornece a medida da concordância. O valor de Kappa obtido foi de 0,152 (ligeiro), 0,112 (ligeiro), 0,151 (ligeiro) e 0,109 (ligeiro). Isto indica que houve uma ligeira concordância entre a pontuação total do PainDetect e o diagnóstico clínico.

Tomando 12 como pontuação de corte, o que significa que uma pontuação de 12 ou inferior a 12 significava que não era provável a presença de dor neuropática e que mais de 12 significava a presença de um componente neuropático, foram calculadas a sensibilidade e a especificidade do questionário PainDetect, que foram de 53,92% e 61,29%, respetivamente. Além disso, para investigar a probabilidade de um tipo neuropático de dor orofacial, foram calculados os valores preditivos positivo e negativo e os resultados obtidos foram 53,4 e 61,79, respetivamente. Estes resultados mostraram que o PainDetect foi muito melhor a excluir a dor de origem neuropática quando o doente não tinha um componente neuropático na dor orofacial do que a identificar corretamente a presença de dor neuropática quando o doente tinha um componente neuropático. Concluiu-se, portanto, que a sensibilidade e a especificidade NÃO estavam dentro dos limites aceitáveis para permitir a utilização deste questionário para a dor orofacial. Uma vez que os valores foram obtidos com diferentes valores de corte, verificou-se que um valor de corte de 12 deu um valor Kappa, uma sensibilidade e uma especificidade muito melhores em comparação com outros valores de corte. No entanto, os resultados ainda não eram suficientemente bons para fazer do PainDetect uma ferramenta de rastreio fiável.

O questionário PainDetect (PD-Q) foi utilizado com sucesso em estudos anteriores para (1) descrever as diferenças nos dados epidemiológicos obtidos e nos sintomas percebidos entre a neuropatia associada à diabetes e a neuralgia pós-herpética (NPH) [45], (2) investigar a prevalência de neuropatia na dor após toracotomia[46], (3) reconhecer os subgrupos de fibromialgia.[47], (4) na Dinamarca, para identificar corretamente os doentes com um componente neuropático na sua dor[(48)] e (5) para ajudar na identificação de doentes com dor pélvica após trauma.[49] No entanto, nenhum destes estudos foi realizado em inglês.

A etiologia exacta de todos os grupos de diagnóstico da dor orofacial crónica continua por esclarecer, com uma falta de métodos padrão de avaliação na investigação das anomalias somatossensoriais.[50] Ainda não foi alcançada uma diferenciação precisa entre as várias categorias de diagnóstico da dor orofacial. A avaliação da dor orofacial requer não só o reconhecimento das suas caraterísticas e intensidade, mas também dos seus elementos psicossociais e do seu impacto na qualidade de vida dos doentes. Um estudo demonstrou que, embora existissem diferenças distintas entre os tipos de dor neuropática e não neuropática na dimensão sensorial-discriminativa, ambas apresentavam parâmetros afetivo-motivacionais e cognitivo-avaliativos semelhantes[51].

Um estudo recente realizado em doentes com fibromialgia também mostrou que o PainDetect não é uma ferramenta de rastreio fiável para diferenciar a dor neuropática da dor não neuropática.[52]

Embora o questionário PainDetect seja fácil de preencher, não exija exame clínico e tenha um layout apelativo, a sua utilização em doentes com dor orofacial ainda tem de ser validada.

CONCLUSÃO

Resumo

Este estudo demonstrou que o questionário PainDetect NÃO é de grande utilidade quando aplicado à dor orofacial (DPO). Verificou-se uma concordância muito ligeira entre as pontuações obtidas no questionário e o padrão de ouro que, neste estudo, foi o diagnóstico do médico. A sensibilidade e a especificidade também foram consideradas suficientemente baixas para fazer deste um instrumento de rastreio muito pouco fiável para a dor orofacial. A validade do questionário PainDetect quando aplicado à dor orofacial é, por conseguinte, insatisfatória.

Pontos fortes e fracos-

Os dois estudos anteriores tinham uma desvantagem, que era o facto de, devido a limitações de tempo, a dimensão da amostra que tinha sido calculada utilizando o poder do estudo não ter sido atingida. No entanto, este problema foi ultrapassado neste estudo e os dados recolhidos ultrapassaram largamente a coorte necessária de 246 doentes.

Neste estudo, o diagnóstico efectuado por um médico foi considerado como o padrão de excelência. Assim, um diagnóstico de dor neuropática ou não neuropática dependia apenas da perspicácia e da perícia diagnóstica do médico e não era posteriormente confirmado por outro médico. Por conseguinte, mesmo que o diagnóstico fosse incorreto, não tínhamos forma de o saber. Alguns estudos que avaliaram a validade do questionário utilizaram mais do que um médico para determinar o diagnóstico clínico.[53] Em contrapartida, noutros estudos, foi utilizada uma amostra de dimensão muito maior para reduzir os erros, por exemplo, 1322 doentes músculo-esqueléticos.[45]

Uma vez que não existe um teste definitivo para avaliar objetivamente a dor, o diagnóstico depende apenas da história e do exame clínico do médico. Por conseguinte, o "padrão de ouro" utilizado neste estudo não é, na sua essência, um padrão de ouro.

Uma vez que todos os pacientes que foram recrutados para este estudo eram do Eastman Dental Hospital e do Royal Hospital of Integrated Medicine, que são ambos centros de cuidados secundários, pode ter havido um elemento de seleção, conhecimento e viés de diagnóstico.

Estes doentes tinham sido encaminhados para os hospitais acima referidos, uma vez que não era possível resolver os seus problemas ao nível dos cuidados primários. Tratava-se, portanto, de um grupo seletivo de doentes que talvez fossem mais exigentes em termos de tratamento e, consequentemente, mais susceptíveis de obter uma pontuação mais elevada no questionário PainDetect, em comparação com outros doentes ao nível dos cuidados primários. Pensa-se que os doentes com dor neuropática, nestas populações centradas na doença e baseadas nos cuidados secundários, diferem da população em geral, pelo que as extrapolações são difíceis.[54]

Além disso, uma vez que não foi efectuado qualquer estudo para validar a eficácia do PainDetect para a dor orofacial, não foi possível efetuar qualquer comparação. Um pequeno número de doentes neste estudo estava a receber tratamento farmacológico para a sua doença na altura da administração do questionário PainDetect. Embora não tenha havido diferenças nas pontuações do PainDetect entre os que estavam a receber medicação e os que não estavam, os efeitos do tratamento não podem ser totalmente excluídos. Por último, o efeito dos factores psicológicos na dor neuropática, como a depressão, a ansiedade e a catastrofização, e a sua influência no PainDetect não foram avaliados neste estudo e poderá ser prudente incluí-los em estudos posteriores.

Recomendações-

É aconselhável continuar a investigar a eficácia do PainDetect utilizando mais do que um médico para o diagnóstico, o que poderia ajudar a obter resultados mais exactos.

Para a utilização do questionário PainDetect ao nível dos cuidados primários para ajudar no diagnóstico precoce e na referenciação para unidades especializadas, seria prudente realizar quaisquer estudos de validação ao nível dos cuidados primários para obter resultados realistas e evitar enviesamentos de seleção.

Por conseguinte, é importante alterar o questionário PainDetect não só para detetar a dor neuropática, mas também para melhorar o cumprimento das respostas a todas as perguntas. Um dos problemas que os doentes tiveram neste estudo foi o de indicar corretamente as zonas de irradiação da sua dor. Assim, seria sensato modificar a imagem do questionário e incluir apenas a região da cabeça e do pescoço, incluindo imagens do interior da cavidade oral, para ajudar os doentes. Também seria benéfico modificar os itens relativos à dor associada à atividade. Por exemplo, uma pergunta relativa a estímulos térmicos e formulada como "o frio ou o calor nesta zona são ocasionalmente dolorosos" pode ser reformulada como "quando lava a cara com água fria ou quente, esta zona é particularmente dolorosa ou não? Do mesmo modo, a inclusão de uma pergunta relacionada com a dor ao consumir bebidas e alimentos quentes ou frios ajudaria a identificar um componente dentário da dor.

REFERÊNCIAS

Charles McNeill, Ronald Dubner, Alain Woda, Textbook of Orofacial Pain, 2nd edição.

Cruccu G, Sommer C, Anand P, et al. Diretrizes da EFNS sobre a avaliação da dor neuropática: revisão de 2009. Jornal Europeu de Neurologia: o jornal oficial da Federação Europeia das Sociedades de Neurologia. 2010:1010-1018. Disponível em: http://www.ncbi.nlm.nih.gov/pubmed/20298428.

Torrance N, Smith BH, Watson MC, Bennett MI. Uso de medicação e tratamento em pacientes de cuidados primários com dor crónica de origem predominantemente neuropática. Family practice. 2007;24(5):481-5. Disponível em http://www.ncbi.nlm.nih.gov/pubmed/17670804.

Grafton, K.V., Foster, N.E. & Wright, C.C., 2005. Confiabilidade teste-reteste do ShortForm McGill Pain Questionnaire: avaliação dos coeficientes de correlação intraclasse e limites de concordância em pacientes com osteoartrite. *The Clinical Journal of Pain*, 21(1), p.73-82.

Zinke, J.L. et al., 2010. Examinar a validade transcultural do Questionário de Dor McGill de forma abreviada em inglês utilizando a metodologia de regressão moderada emparelhada. *The Clinical Journal of Pain*, 26(2), p.153-162.

Smith BH, Torrance N, Bennett MI, Lee AJ. Saúde e qualidade de vida associadas à dor crónica de origem predominantemente neuropática na comunidade. The Clinical journal of pain. 2007;23(2):143-9. Disponível em: http://www.ncbi.nlm.nih.gov/pubmed/17237663.

Koopman JS, Dieleman JP, Huygen FJ, et al. Incidência da dor facial na população em geral. Pain. 2009;147(1-3):122-7. Disponível em: http://www.ncbi.nlm.nih.gov/pubmed/19783099.

Lipton JA, Ship JA, Larach-Robinson D.J Am Dent Assoc 1993; 124; 115-121.

Von Korff M,Dworkin SF, LeResche L, Kruger A.1988;32;173-183.

Linda LeResche, Mark Drangsholt, dor orofacial edição 2.

Rothman KJ, Monson RR, Epidemiologia da nevralgia do trigémeo. J Chronic Dis 1973;26:3.

Katusic S, Beard CM, Bergstralh E, Kurland LT,Ann Neurol 1990;27:89-95.

Hall GC, Carroll D, Parry D, Mc Quay HJ.Pain 2006; 122:156-162.

Zakrzewska J.M., Jassim S., Bulman J.S. (1999) Um estudo prospetivo e longitudinal sobre pacientes com nevralgia do trigémeo submetidos a termocoagulação por radiofrequência do gânglio de Gasserian. Pain 79: 51-58.

Aggarwal, V.R. et al., 2010. Risk factors for onset of chronic oro-facial pain - results of the North Cheshire oro-facial pain prospective population study. *Pain*, 149(2), p.354359. Disponível em: [Acedido em 16 de julho de 2011].

Wirz, S. et al., 2010. Gestão da dor orofacial crónica: um inquérito a dentistas gerais em hospitais universitários alemães. *Pain Medicine (Malden, Mass.)*, 11(3), p.416424. Disponível em: [Acedido em 16 de julho de 2011].

Macfarlane TV, Blinkhorn AS, Davies RM, Kincey J, Worthington HV. Dor orofacial na comunidade: prevalência e impacto associado. Medicina dentária comunitária e epidemiologia oral. 2002;30(1):52-60. Disponível em: http://www.ncbi.nlm.nih.gov/pubmed/11918576.

Sekula RF, Frederickson AM, Jannetta PJ, et al. Microvascular decompression for elderly patients with trigeminal neuralgia: a prospective study and systematic review with meta-analysis. Journal of neurosurgery. 2010:1-8. Disponível em: http://www.ncbi.nlm.nih.gov/pubmed/20653393.

McAlister FA, Straus SE, Sackett DL. Porque é que precisamos de estudos grandes e simples sobre o exame clínico, o problema e uma proposta de solução. Grupo CARE-COAD1. Clinical assessment of the Reliability of the Examination-chronic obstructive

airways disease group. Lancet 1999: 354: 1721-1724.
Hampton JR, Harrison MJ, Mitchell JR, Prichard JS, Seymour C. Relative contribuições da anamnese, do exame físico e da investigação laboratorial para diagnóstico e tratamento de doentes em ambulatório. Br Med J 1975; 2: 486-489 .
Turk, D.C. & Rudy, T.E., 1990. A robustez de uma taxonomia empiricamente derivada de doentes com dor crónica. *Pain*, 43(1), p.27-35. Disponível em: [Acedido em 20 de julho de 2011].
Chou R, Loeser JD, Owens DK et al. Terapias de intervenção, cirurgia e reabilitação interdisciplinar para a dor lombar: uma diretriz de prática clínica baseada em provas da American Pain Society. Painel de Diretrizes para a Dor Lombar da Sociedade Americana de Dor. Spine 34(10), 1066-1077 (2009).
Ohrbach R, List T, Goulet JP, Svensson P. Recomendações do Workshop de Consenso Internacional: convergência numa taxonomia da OFP. J. Oral Rehabil. 37, 807-812 (2010).
Greenspan JD, Ohara S, Sarlani E, Lenz Fa. Alodinia em pacientes com dor central pós-acidente vascular cerebral (CPSP) estudada por testes sensoriais quantitativos estatísticos em indivíduos. Pain. 2004;109(3):357-66. Disponível em: http://www.ncbi.nlm.nih.gov/pubmed/15157697.
Melzack R. The McGill Pain Questionnaire: propriedades principais e métodos de pontuação.
Dor. 1975;(1). Disponível em: http://linkinghub.elsevier.com/retrieve/pii/0304395975900445.
Jensen MP, Karoly P, Braver S, A medição da intensidade da dor clínica: uma comparação de seis métodos. Pain 1986 Oct 27(1) 117-20.
Melzack, R. et al., 1986. Neuralgia do trigémeo e dor facial atípica: utilização do McGill Pain Questionnaire para discriminação e diagnóstico. *Pain*, 27(3), p.297-302. Disponível em: [Acedido em 24 de julho de 2011].
Grushka, M. & Sessle, B.J., 1984. Applicability of the McGill Pain Questionnaire to the differentiation of "toothache" pain. *Pain*, 19(1), p.49-57. Disponível em: [Acedido em 24 de julho de 2011].
Bennett, M., 2001. The LANSS Pain Scale: the Leeds assessment of neuropathic symptoms and signs. *Pain*, 92(1-2), p.147-157. Disponível em: [Acedido em 5 de agosto de 2011].
Khedr EM, Kotb H, Kamel NF, Ahmed MA, Sadek R, Rothwell JC. Longlasting antalgic effects of daily sessions of repetitive transcranial magnetic stimulation in central and peripheral neuropathic pain (Efeitos antálgicos duradouros de sessões diárias de estimulação magnética transcraniana repetitiva na dor neuropática central e periférica). J Neurol Neurosurg, Psychiatry 2005 Jun 76(6):833-8.
Potter J, Higginson IJ, Scadding JW, Quigley CW. Identifying neuropathic pain in patients with head and neck cancer: use of the Leeds Assessment of Neuropathic Symptoms and Signs Scale. J R Soc Med. 2003;96:379-83.
Yucel A, Senocak M, Kocasoy Orhan E, Cimen A, Ertas M. Resultados da escala de avaliação de Leeds de sintomas e sinais neuropáticos de dor na Turquia: um estudo de validação. J Pain 2004;5:427-32.
Kaki AM, El-Yaski AZ, Youseif E. Identificação de dor neuropática em doentes com dor lombar crónica: utilização da escala de dor Leeds Assessment of Neuropathic Symptoms and Signs. Reg Anesth Pain Med 2005;30:422-8.
Krause SJ, Backonja MM. Desenvolvimento de um Questionário de Dor Neuropática. Clin J Pain 2003;19:306-14.
Streffer, M., Buchi, S., Morgeli, H, Galli, U., & Ettlin, D. (2009). PRISM "(Pictorial Representation of Illness and Self Measure) - um novo instrumento visual para avaliar a dor e o sofrimento em pacientes orofaciais. Journal of Orofaccial Pain, 23, 140-146.

Freynhagen et al., 2006.painDETECT: um novo questionário de rastreio para identificar componentes neuropáticos em doentes com dores nas costas. *Current Medical Research and Opinion*, 22(10), p.1911-1920. Disponível em: [Acedido em 24 de julho de 2011].
Zakrzewska JM. Dor facial: uma atualização. Current opinion in supportive and palliative care. 2009;3(2):125-30. Disponível em: http://www.ncbi.nlm.nih.gov/pubmed/19381094.
Bell GW, Smith GL, Rodgers JM, Flynn RW, Malone CH. Patient choice of médico de cuidados primários para sintomas orofaciais. British dental journal. 2008;204(12):669-73. Disponível em: http://www.ncbi.nlm.nih.gov/pubmed/18587362.
Jensen MP. Validação de questionários: um breve guia para leitores da literatura de investigação. The Clinical journal of pain. 2003;19(6):345-52. Disponível em: http://www.ncbi.nlm.nih.gov/pubmed/14600534.
Landis, J.R., Koch, G.G. (1977). A medição da concordância do observador para dados categóricos. Biometrics. 33, 159-174.
Melzack R. Conceitos e métodos psicológicos para o controlo da dor. Bonica JJ International Symposium on Pain.vol 4.Advances in Neurology. New York: Raven Press,1974: 275-280.
J Zakrzewska, I P Chesselk, C Bountra, P Anand, Z Yilmaz, T Renton Y Yiangoiz, Burning mouth syndrome as a trigeminal small fibre neuropathy: Increased heat and capsaicin recetor TRPV1 in nerve fibres correlates with pain score. Journal of Clinical Neuroscience, Volume 14, Número 9 setembro 2007, Páginas 966-971
E.R. Vickers, M.J. Cousins.Neuropathic orofacial pain part 2-diagnostic procedures, treatment guidelines and case reports. Aust Endod J, 26(2000), pp .53-63.
L.A.Elias, Z Yilmaz, J.G.Smith, M Bouchiba, R A van der Valk, L Page, S Barker, T Renton, Revista internacional de cirurgia oral e maxilofacial 0901-5027, 2013.
Baron, R., Binder, A. & Wasner, G., 2010. Dor neuropática: diagnóstico, mecanismos fisiopatológicos e tratamento. *The Lancet Neurology*, 9(8), p.807-819. Disponível em: [Acedido em 15 de julho de 2011].
Steegers, M.A.H. et al., 2008. Apenas metade da dor crónica após cirurgia torácica apresenta um componente neuropático. *The Journal of Pain: Official Journal of the American Pain Society*, 9(10), p.955-961. Disponível em: [Acedido em 24 de julho de 2011].
Rehm, S.E. et al., 2010. Um inquérito transversal a 3035 doentes com fibromialgia: subgrupos de doentes com comorbilidades típicas e perfis de sintomas sensoriais. *Rheumatology (Oxford, Inglaterra)*, 49(6), p.1146-1152. Disponível em: [Acessado em 24 de julho de 2011].
Jespersen, A. et al., 2010. A dor neuropática é subdiagnosticada em condições de dor músculo-esquelética? O estudo dinamarquês PainDETECTive. *Current Medical Research and Opinion*, 26(8), p.2041-2045. Disponível em: [Acedido em 24 de julho de 2011].
Gerbershagen, H.J. et al., 2010. Dor crónica e incapacidade após fracturas pélvicas e acetabulares - avaliação com o Sistema de Estadiamento da Dor de Mainz. *The Journal of Trauma*, 69(1), p.128-136. Disponível em: [Acedido em 24 de julho de 2011].
Svensson, P. et al., 2011. Diretrizes e recomendações para a avaliação da função somatossensorial em condições de dor oro-facial - um relatório do grupo de trabalho. *Jornal de Reabilitação Oral*, 38(5), p.366-394. Disponível em: [Acedido em 14 de setembro de 2011].
Gustin, S.M. et al., 2011. Similaridade do sofrimento: equivalência de factores psicológicos e psicossociais em doentes com dor orofacial neuropática e não neuropática. *Pain*, 152(4), p.825-832. Disponível em: [Acedido em 12 de setembro de 2011].
Jarno Gauffin, Tiina Hankama, Hannu Kautiainen, Pekka Hannomen e Majja Haanpaa,

BMC Neurology 2013, 13:21 doi 10.1186/1471-2377-13-21.
Baron, R. et al., 2009. Um estudo de coorte transversal em 2100 pacientes com neuropatia diabética dolorosa e nevralgia pós-herpética: Diferenças nos dados demográficos e sintomas sensoriais. *Pain*, 146(1-2), p.34-40. Disponível em: [Acedido em 24 de julho de 2011].
Crombie, I.K. & Davies, H.T., 1998. Selection bias in pain research. *Pain*, 74(1), p.1-3. Disponível em: [Acedido em 12 de setembro de 2011].

Apêndice

Descritivos

Pontuação

Diagnóstico	N	Média	Desvio Std. Desvio	Máximo	Mínimo	valor de p
NP	102	14.24	8.332	38	0	
TMD	93	11.10	7.132	27	0	.014
DENTES	31	11.94	6.115	24	1	
Total	226	12.63	7.691	38	0	

Comparações múltiplas

Variável dependente: Pontuação Bonferroni

(I) Diagnóstico	(J) Diagnóstico	valor de p
NP	TMD	.013
	DENTES	.421
TMD	NP	.013
	DENTES	1.000
DENTES	NP	.421
	TMD	1.000

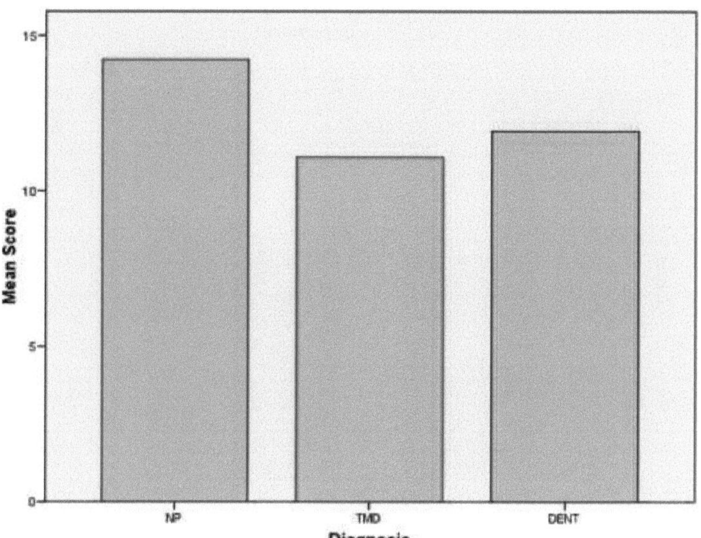

Pontuação1 * Diagnóstico

Scorel	Diagnóstico		Total
	Não NP	NP	
Não NP (<= 12)	76 61.3%	47 46.1%	123 54.4%
NP (>12)	48 38.7%	55 53.9%	103 45.6%
Total	124 100.0%	102 100.0%	226 100.0%

Medidas simétricas

	Valor	Asymp. Errora padrão	Aprox. T[b]	Aprox. Sig.
Medida de concordância Kappa N de casos válidos	.152 226	.066	2.285	.022

a. Não assumir a hipótese nula.

b. Utilizando o erro padrão assintótico assumindo a hipótese nula

Bar Chart

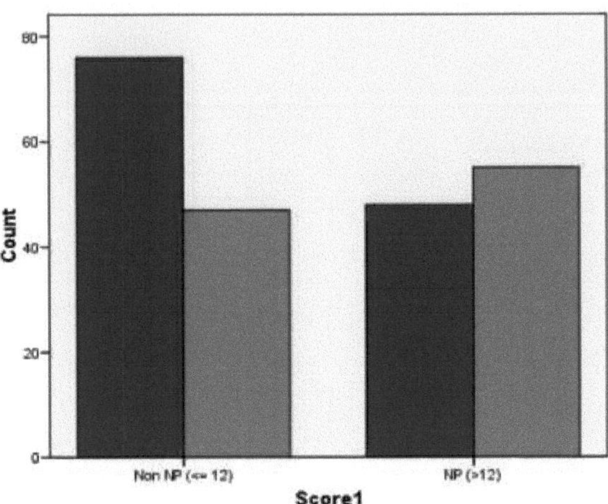

Pontuação2 * Diagnóstico

Pontuação2	Diagnóstico		Total
	Não NP	NP	
Não NP (<19)	102 82.3%	73 71.6%	175 77.4%
NP (>=19)	22 17.7%	29 28.4%	51 22.6%
Total	124 100.0%	102 100.0%	226 100.0%

Medidas simétricas

	Valor	Asymp. Errora padrão	Aprox. T[b]	Aprox. Sig.
Medida de concordância Kappa N de casos válidos	.112 226	.059	1.913	.056

a. Não assumir a hipótese nula.

b. Utilizando o erro padrão assintótico assumindo a hipótese nula.

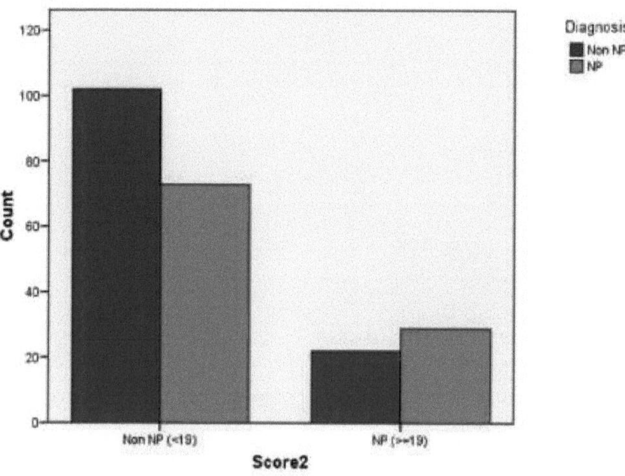

Pontuação3 * Diagnóstico

Tabela cruzada

Pontuação3	Diagnóstico		Total
	Não NP	NP	
Não NP (<=12)	76	47	123
	77.6%	61.8%	70.7%
NP (>= 19)	22	29	51
	22.4%	38.2%	29.3%
Total	98	76	174
	100.0%	100.0%	100.0%

Medidas simétricas

	Valor	Asymp. Erro Std.[9]	Aprox. T^b	Aprox. Sig.
Medida de concordância Kappa	.163	.072	2.258	.024
N de casos válidos	174			

a. Não assumir a hipótese nula.

b. Utilizando o erro padrão assintótico assumindo a hipótese nula.

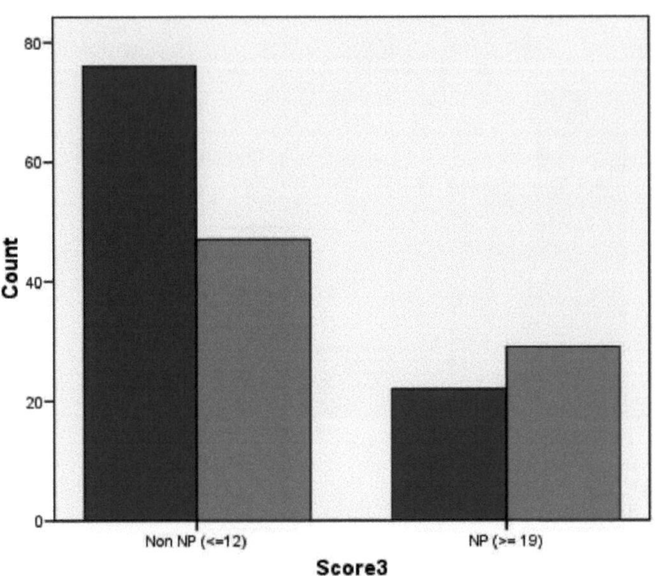

Pontuação1 * Diagnóstico

Escorel	Diagnóstico		Total
	TMD	NP	
Não NP (<= 12)	57	47	104
	61.3%	46.1%	53.3%
NP (>12)	36	55	91
	38.7%	53.9%	46.7%
Total	93	102	195
	100.0%	100.0%	100.0%

Medidas simétricas

	Valor	Asymp. Erro Std.[a]	Aprox. T[b]	Aprox. Sig.
Medida de concordância Kappa	.151	.070	2.127	.033
N de casos válidos	195			

a. Não assumir a hipótese nula.
b. Utilizando o erro padrão assintótico assumindo a hipótese nula.

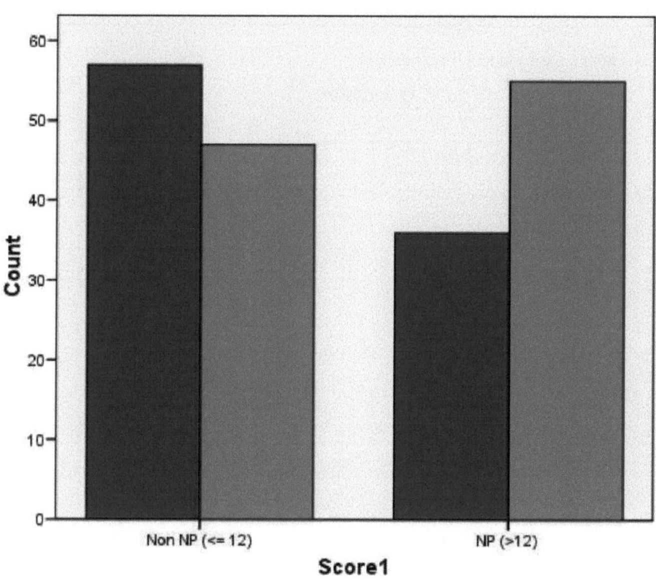

Pontuação2 * Diagnóstico

Pontuação2	Diagnóstico		Total
	TMD	NP	
Não NP (<19)	76	73	149
	81.7%	71.6%	76.4%
NP (>=19)	17	29	46
	18.3%	28.4%	23.6%
Total	93	102	195

	100.0%	100.0%	100.0%

Medidas simétricas

	Valor	Asymp. Erro Std.[9]	Aprox. T[b]	Aprox. Sig.
Medida de concordância Kappa N de casos válidos	.099 195	.059	1.668	.095

a. Não assumir a hipótese nula.
b. Utilizando o erro padrão assintótico assumindo a hipótese nula.

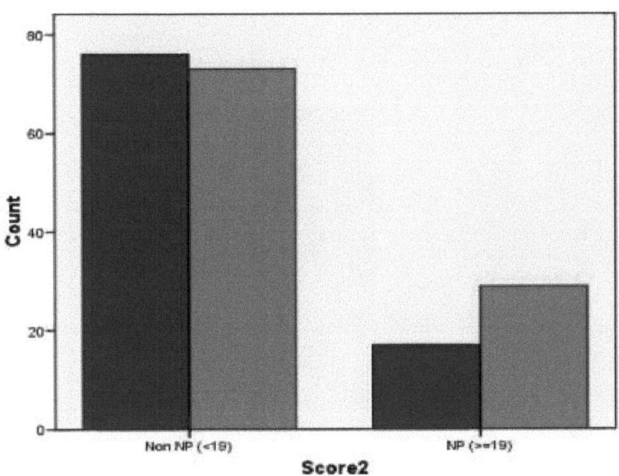

Pontuação3 * Diagnóstico

Pontuação3	Diagnóstico		Total
	TMD	NP	
Não NP (<=12)	57 77.0%	47 61.8%	104 69.3%
NP (>= 19)	17 23.0%	29 38.2%	46 30.7%
Total	74 100.0%	76 100.0%	150 100.0%

Medidas simétricas

	Valor	Asymp. Erro Std.[9]	Aprox. T[b]	Aprox. Sig.
Medida de concordância Kappa N de casos válidos	.151 150	.074	2.016	.044

a. Não assumir a hipótese nula.
b. Utilizando o erro padrão assintótico assumindo a hipótese nula.

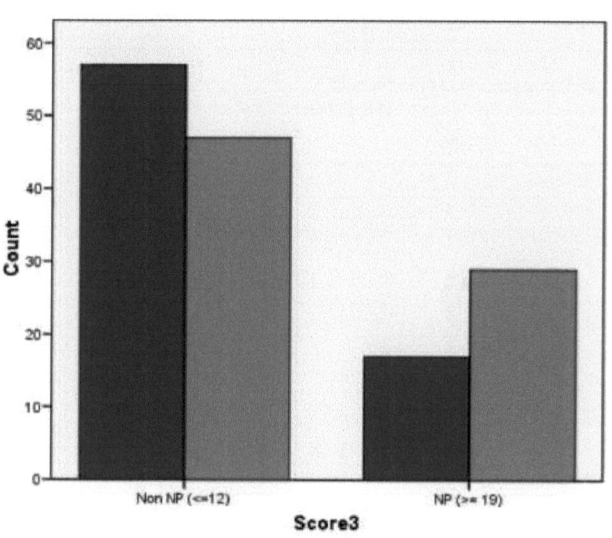

Pontuação1 * Diagnóstico

Escore1	Diagnóstico		Total
	DENTES	NP	
Não NP (<= 12)	19	47	66
	61.3%	46.1%	49.6%
NP (>12)	12	55	67
	38.7%	53.9%	50.4%

Total	31 100.0%	102 100.0%	133 100.0%

Medidas simétricas

	Valor	Asymp. Erro Std.[9]	Aprox. T[b]	Aprox. Sig.
Medida de concordância Kappa N de casos válidos	.109 133	.073	1.483	.138

a. Não assumir a hipótese nula.
b. Utilizando o erro padrão assintótico assumindo a hipótese nula.

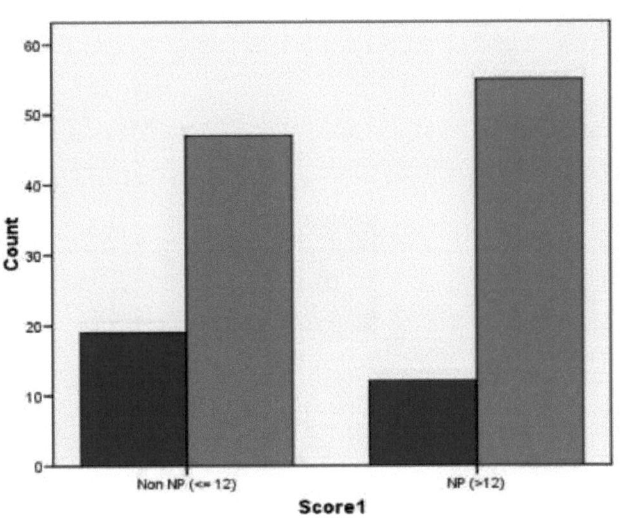

Pontuação2 * Diagnóstico

Pontuação2	Diagnóstico		Total
	DENTES	NP	
Não NP (<19)	26 83.9%	73 71.6%	99 74.4%

NP (>=19)	5 16.1%	29 28.4%	34 25.6%
Total	31 100.0%	102 100.0%	133 100.0%

Medidas simétricas

	Valor	Asymp. Erro Std.[9]	Aprox. T[b]	Aprox. Sig.
Medida de concordância Kappa N de casos válidos	.070 133	.047	1.375	.169

a. Não assumir a hipótese nula.
b. Utilizando o erro padrão assintótico assumindo a hipótese nula.

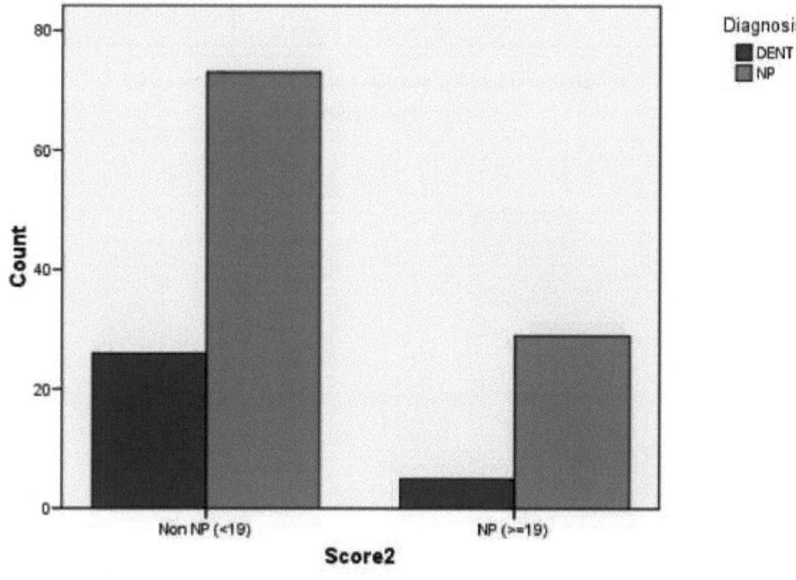

Pontuação3 * Diagnóstico

Pontuação3	Diagnóstico	Total

	DENTES	NP	
Não NP (<=12)	19	47	66
	79.2%	61.8%	66.0%
NP (>= 19)	5	29	34
	20.8%	38.2%	34.0%
Total	24	76	100
	100.0%	100.0%	100.0%

Medidas simétricas

	Valor	Asymp. Erro Std.[9]	Aprox. T[b]	Aprox. Sig.
Medida de concordância Kappa N de casos válidos	.108 100	.065	1.562	.118

a. Não assumir a hipótese nula.

b. Utilizando o erro padrão assintótico assumindo a hipótese nula

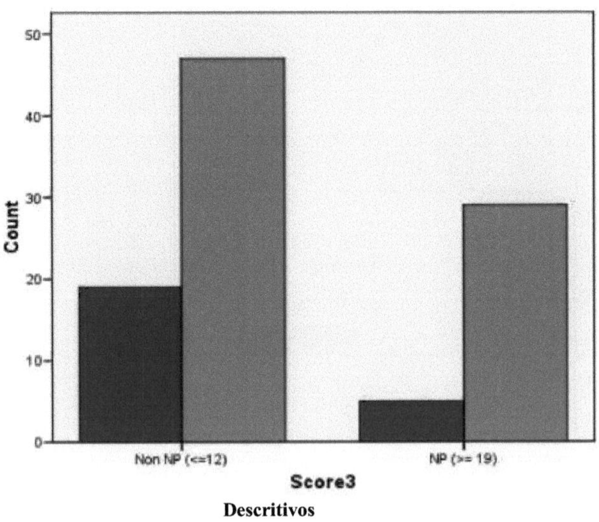

Descritivos

Pontuação

Diagnóstico	N	Média	Desvio Std. Desvio	Maxmum	Mínimo	valor de p
Não NP	124	11.31	6.878	27	0	
NP	102	14.24	8.332	38	0	.004
Total	226	12.63	7.691	38	0	

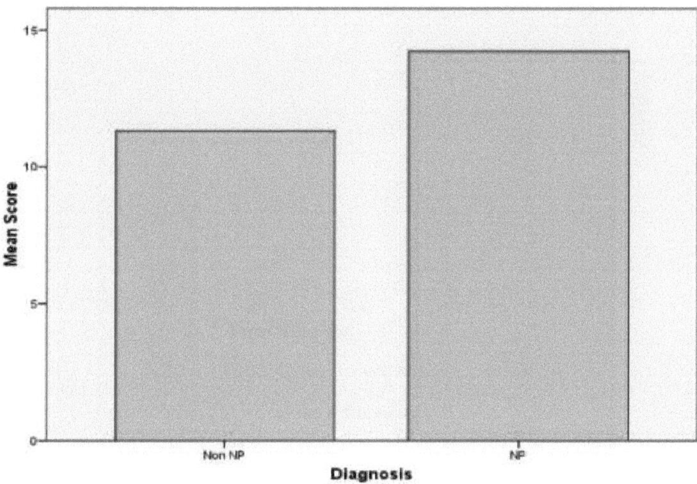

Curva ROC

Resumo do processamento do caso

Diagnóstico	N válido (lista)
Positivoa	102
Negativo	124

Valores mais elevados da(s) variável(eis) de resultado do ensaio indicam provas mais fortes de um estado real positivo.

a. O estado real positivo é NP.

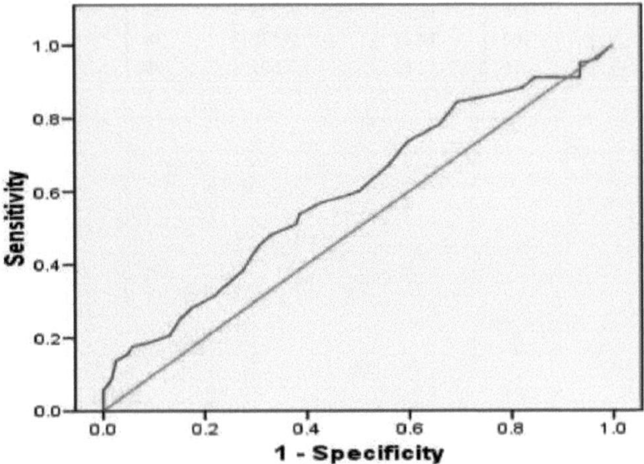

Área sob a curva

Resultado do teste Variável(eis): Pontuação

Área	Erroa	Sig.b assintótico	Intervalo de confiança assintótico de 95%	
			Limite inferior	Limite superior
.598	.038	.012	.523	.672

A(s) variável(eis) de resultado do teste: A pontuação tem pelo menos um empate entre o grupo de estados reais positivos e o grupo de estados reais negativos. A estatística pode ser tendenciosa.

a. No pressuposto não paramétrico
b. Hipótese nula: área verdadeira = 0,5

Coordenadas da curva

Resultado do teste Variável(eis): Pontuação

Positivo se for maior ou igual a	Sensibilidade	1 - Especificidade
-1.00	1 .0 00	1 .0 00
.50	.96 1	.96 8
1.50	.95 1	.93 5
2.50	.91 2	.93 5
3.50	.91 2	.84 7
4.50	.882	.82 3
5.50	.86 3	.76 6
6.50	.84 3	.694
7.50	.784	.66 1
8.50	.73 5	.59 7
9.50	.66 7	.556
1 0.50	.59 8	.50 0
1 1 .50	.56 9	.42 7
1 2.50	.53 9	.38 7

1 3.50	.51 0	.37 9
14.50	.480	.33 1
1 5.50	.45 1	.306
1 6.50	.382	.274
1 7.50	.31 4	.21 8
1 8.50	.284	.177
1 9.50	.255	.153
20.50	.206	.129
21 .50	. 1 86	.08 9
22.50	. 1 76	.056
23.50	.157	.04 8
24.50	.137	.02 4
25.50	.08 8	.01 6
26.50	.06 9	.00 8
27.50	.05 9	.00 0
29.00	.04 9	.00 0
31 .00	.03 9	.00 0
32.50	.02 9	.00 0
33.50	.02 0	.00 0
36.00	.01 0	.00 0
39.00	.00 0	.00 0

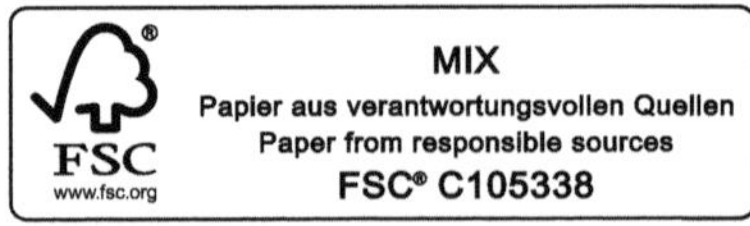

Printed by Books on Demand GmbH, Norderstedt / Germany